青少年抑郁症的人际心理治疗

Interpersonal Psychotherapy for
Adolescent Depression

主　审 | 陆　林
主　编 | 黄满丽
副主编 | 李卫晖　钟沛然　胡健波　骆艳丽　刘光亚

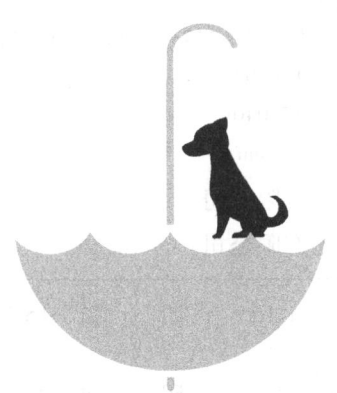

浙江科学技术出版社·杭州

版权所有　侵权必究

图书在版编目（CIP）数据

青少年抑郁症的人际心理治疗 / 黄满丽主编 . —
杭州：浙江科学技术出版社，2024.7（2025.6重印）
ISBN 978-7-5739-1240-4

Ⅰ.①青… Ⅱ.①黄… Ⅲ.①青少年-抑郁症-治疗　Ⅳ.①TS976.31

中国国家版本馆CIP数据核字（2024）第105225号

书　　名	青少年抑郁症的人际心理治疗
主　　编	黄满丽
出版发行	浙江科学技术出版社 地址：杭州市拱墅区环城北路177号　邮政编码：310006 办公室电话：0571-85176593 销售部电话：0571-85176040 E-mail：zkpress@zkpress.com
排　　版	杭州兴邦电子印务有限公司
印　　刷	浙江新华印刷技术有限公司
开　　本	710 mm×1000 mm　1/16　　印　张　15.75
字　　数	240千字
版　　次	2024年7月第1版　　印　次　2025年6月第2次印刷
书　　号	ISBN 978-7-5739-1240-4　　定　价　70.00元

责任编辑	唐　玲　刘　雪	责任校对	贾小晗
责任美编	金　晖	责任印务	吕　琰
文字编辑	刘映雪		

如发现印、装问题，请与承印厂联系。电话：0571-85164359

本书编委会

主　审

陆　林	北京大学第六医院
	山东第一医科大学(山东省医学科学院)
Lu Lin	Peking University Sixth Hospital
	Shandong First Medical University (Shandong Academy of Medical Sciences)

主　编

黄满丽	浙江大学医学院附属第一医院
Huang Manli	The First Affiliated Hospital, Zhejiang University School of Medicine

副主编

李卫晖	中南大学湘雅二医院
Li Weihui	The Second Xiangya Hospital of Central South University

钟沛然	香港东区尤德夫人那打素医院精神科
	香港大学李嘉诚医学院
Chung Pui Yin	Department of Psychiatry, Pamela Youde Nethersole Eastern Hospital, Hong Kong, China
	Li Ka Shing Faculty of Medicine, the University of Hong Kong

胡健波	浙江大学医学院附属第一医院
Hu Jianbo	The First Affiliated Hospital, Zhejiang University School of Medicine

骆艳丽	上海交通大学医学院附属仁济医院
Luo Yanli	Renji Hospital, Shanghai Jiao Tong University School of Medicine

刘光亚	湖南省脑科医院
Liu Guangya	Brain Hospital of Hunan Province

编　委

刘志芬	山西医科大学第一医院
Liu Zhifen	The First Hospital of Shanxi Medical University

刘　芳	昆明医科大学第一附属医院
Liu Fang	The First Affiliated Hospital of Kunming Medical University

许　桦	上海市精神卫生中心
Xu Hua	Shanghai Mental Health Center

李名立	四川大学华西医院
Li Mingli	West China Hospital of Sichuan University

陈巧珍	浙江大学医学院附属第二医院
Chen Qiaozhen	The Second Affiliated Hospital, Zhejiang University School of Medicine

缪群芳	杭州师范大学医学院
Miao Qunfang	Hangzhou Normal University School of Medicine

汤路瀚	浙江省立同德医院
Tang Luhan	Tongde Hospital of Zhejiang Province

蔡　雯	广州医科大学附属脑科医院
Cai Wen	The Afflicted Brain Hospital of Guangzhou Medical University

汤义平	台州市第二人民医院
Tang Yiping	Taizhou Second People's Hospital

张露佳 Zhang Lujia	上海童创未来精神科门诊部 Shanghai Healthy Growth Psychiatric Clinic
胡婵婵 Hu Chanchan	浙江大学医学院附属第一医院 The First Affiliated Hospital, Zhejiang University School of Medicine
陈京凯 Chen Jingkai	浙江大学医学院附属第一医院 The First Affiliated Hospital, Zhejiang University School of Medicine
王 中 Wang Zhong	浙江大学医学院附属第一医院 The First Affiliated Hospital, Zhejiang University School of Medicine
周笑一 Zhou Xiaoyi	浙江大学医学院附属第一医院 The First Affiliated Hospital, Zhejiang University School of Medicine
付广慧 Fu Guanghui	浙江大学医学院附属第一医院 The First Affiliated Hospital, Zhejiang University School of Medicine
赵昊阳 Zhao Haoyang	浙江大学医学院附属第一医院 The First Affiliated Hospital, Zhejiang University School of Medicine

秘 书

陶思怡 Tao Siyi	浙江大学医学院附属第一医院 The First Affiliated Hospital, Zhejiang University School of Medicine

序

我非常荣幸受到《青少年抑郁症的人际心理治疗》一书作者的邀请,为这本新书撰写序言。中国对人际心理治疗(interpersonal psychotherapy, IPT)的资源投入正在不断加大,本书的出版也将为中国IPT事业的发展添砖加瓦。在本书中,作者介绍了IPT的工作框架,并对其在治疗青少年抑郁症患者这一弱势、高需求群体中的应用和调适展开详细阐述。在中国,IPT得到越来越多的应用和检验,本书也将进一步促进IPT事业在中国本土的传播与推广。

正如作者所言,青春期是形成期,生物因素和社会因素使青春期成为各类精神疾病的易感阶段,这些精神疾病中就包含抑郁症。青少年抑郁症在全球非常普遍,时点患病率接近8%(Shorey et al., 2022)。抑郁症若发生在关键时期,例如青春期,会对患者的人生轨迹及其家庭系统产生负面影响。值得注意的是,在全球新冠疫情暴发后,青少年抑郁症状的自我报告率有所增加,多达1/3的人群受到波及。由此看来,青少年抑郁症已成为一个全球性的重大公共卫生问题。因此,青少年抑郁症循证治疗的推广对改善高危青少年的心理健康至关重要,而这本书可以充分满足这一需求。

20世纪70年代,美国的Gerald L. Klerman和Myrna M. Weissman首次提出IPT疗法,并将其应用于成年抑郁症患者的治疗。历经数十年的发展,IPT已被证实适用于多种心理障碍及群体,如青少年抑郁症等。IPT借鉴了心理学人际关系学派和依恋理论的部分观点,人际关系学派强调抑郁症的社会根源;而依恋理论则认为,个体处理人际关系的内部运作模式形成于童年时期,一直维持到成年阶段,当压力过大时,适应不良的模式就会被激活。依恋理论以发展的视角来解读抑郁症,在这一理论背景下,使用IPT干预青少年抑郁症显得尤为合适,其疗效潜能亟待进一步发掘。另外,依恋理论还提供了一个框架,用于理解患者与家人、朋友和同学之间的社交是如何在抑郁症发生、发展过程中，同时充当压力因素和保护因素的。给予青少年积极的社会支持，帮助他们提高沟通技巧，有助于缓解其家庭压力、改善其抑郁症状。

IPT-A（interpersonal psychotherapy for adolescent）是美国哥伦比亚大学心理学家Laura Mufson专门为12～18岁青少年制定的一种门诊治疗方案，适用于那些伴有轻至中度抑郁症状的青少年，可用于治疗抑郁症、持续性抑郁障碍（恶劣心境）、抑郁心境的适应障碍以及未特定的抑郁障碍。与传统IPT相同，IPT-A是一种手册化的心理疗法，其关键点包括：使用医学模型来定义抑郁症，在治疗过程中注意观察患者的情绪；将情绪与人际关系或生活事件联系起来；关注社交网络和沟通交流；从四个IPT问题领域中选择其一作为治疗的重点。但与传统IPT不同的是，IPT-A鼓励父母或其他看护人同孩子一起参与到会谈之中，并且可以在家庭和学校等场景中实施治疗。

本书生动、翔实地介绍了IPT-A疗法，列举了针对不同IPT-A问题领域的治疗策略。各章节涵盖初期、中期和结束3个阶段的治疗会谈，为治疗师开展IPT-A指明了方向。本书中关于青少年抑郁症的特殊主题部分，作者给出了处理厌学和非自杀性自伤的建议，对于初学者来说非常有用。本书结构系统、内容全面、案例丰富，能帮助新手治疗师在接受首次IPT-A案例督导前做好充足的理论储备。

最后，我相信本书会是一本学术价值高、影响力广泛的IPT专业书籍。IPT-A减轻了青少年抑郁症患者的痛苦，改善了他们的心理健康，从而解决了一个重大且棘手的公共卫生问题。本书将IPT-A引入中文读者群体中，能更好地提升IPT在世界范围内的影响力，让更多青少年抑郁症患者从中受益。

霍莉·A.斯沃茨，医学博士
美国匹兹堡大学医学院精神病学教授
American Journal of Psychotherapy 杂志主编
国际人际心理治疗协会第一届主席

Preface

I am tremendously honored to be asked by the distinguished authors of Application of Interpersonal Psychotherapy in Adolescent Depression to write a prologue for their exciting new book. Resources devoted to Interpersonal Psychotherapy (IPT) in China are expanding, and this book is a valuable contribution to the pantheon. The authors discuss the framework of IPT and then explain its adaptations for treating adolescents with depression, a vulnerable and high need population. IPT is increasingly practiced and tested in China, and this book further advances its dissemination.

As discussed by the authors, adolescence is a formative period when biologic and social factors leave teenagers at risk for onset of psychiatric disorders, including depression. Major depressive disorder in adolescents is very common globally, with a point prevalence approaching 8% (Shorey et al., 2022). When depression arises during critical developmental phases such as adolescence, it has added negative impacts on life trajectories and family systems.

Notably, self-reported rates of elevated depression symptoms in adolescents have increased since the global SARS-CoV-2 pandemic, affecting up to a third of adolescents. Thus, adolescent depression is an immense global public health problem. Dissemination of evidence-based treatments for depressed adolescents is vital to improving the mental health of at-risk teens, and this book precisely addresses this need. Developed in the 1970's by Gerald Klerman and Myrna Weissman in the U.S.A., IPT was originally designed as a treatment for depression in adults. Over the following decades, IPT has been shown to be an efficacious treatment for several other psychiatric disorders and populations including adolescent depression. IPT is informed by the interpersonal school of psychology which emphasizes the social roots of depression and attachment theory which argues that individuals' internal working models of relationships are formed in childhood and persist into adulthood, with maladaptive patterns becoming activated when stressed. This developmental view of depression lends itself well to using IPT strategies to treat depressed adolescents. It also provides a framework for understanding how social connections with family, friends, and classmates can act as both stressors and protective factors. Enhancing adolescents' positive social supports and improving communication skills has the potential to remediate familial stress as well as improve depression symptoms.

As discussed in this book, Laura Mufson, a psychologist at Columbia University in the U.S., developed and tested a model of IPT for adolescent depression. IPT-A was specifically conceptualized as an outpatient treatment for teens ages 12–18 who are suffering from mild to moderate symptoms of a depressive disorder, including major depressive disorder, persistent depressive disorder (dysthymia), adjustment disorder with depressed mood, and depressive disorder not otherwise specified. Like traditional IPT, IPT-A is a manualized psychotherapy whose key characteristics include using medical models to define the attention of depression on patient emotions in conversations, linking mood to relationships or life events, focusing on social networks and communication, and selecting one of four IPT problem areas as a therapy focus. Unlike traditional IPT, IPT-A encourages collaborative sessions with a parent or caregiver and has been delivered in family-and school-based settings.

The current book robustly covers IPT-A techniques, including strategies for addressing each of the IPT-A problem areas. Chapters cover the initial phase, middle phase and termination sessions, providing therapists with a roadmap for delivering IPT-A. New therapists will undoubtedly find the section on special topics in adolescent depression especially useful including suggestions for managing school aversion and non-suicidal self-injury. This thorough book will prepare therapists well to embark on their initial supervised cases of IPT-A.

In summary, the authors have produced what is likely to become an influential IPT publication. IPT-A reduces suffering and improves mental health in youth with depression, thereby addressing an important public health problem. Extending the global reach of IPT, the authors bring IPT-A to a new, Chinese-speaking audience, thereby greatly expanding the pool of depressed adolescents who are likely to receive this effective therapy.

Holly A. Swartz, M.D.

Professor of Psychiatry, University of Pittsburgh School of Medicine

Editor-in-Chief, American Journal of Psychotherapy

Former President, International Society of Interpersonal Psychotherapy

前言

促使我启动和出版《青少年抑郁症的人际心理治疗》这本书的动力来自一个群体和一个个体。

近十年来,青少年抑郁症群体急剧扩大,已经成为一个全球性的重大公共卫生问题,这让人十分痛心。《2022国民抑郁症蓝皮书》报告显示,目前我国患抑郁症的人数高达9500万。其中,18岁以下抑郁症患者占总发病人数的30.28%,超2800万人,而其中50%的抑郁症患者为学生。遗传、家庭、社会以及应激事件等都有可能成为青少年罹患抑郁症的危险因素。报告显示,人际关系、家庭关系和学业压力这三个关键词对学生的影响最深。因此,具有循证证据的青少年抑郁心理治疗方法的推广对改善青少年的心理健康至关重要。

七喜是我在门诊中遇到的一个女孩,她美丽善良、勤奋上进,进入重点高中后,因为恋爱、人际关系冲突等因素患上抑郁症。在半年多的时间里,她反复自残,企图自杀,后休学在家,因药物早期的副作用,渐渐对治疗缺乏信心。接受了系统的人际心理治疗后,她解决了人际关系冲突问题,改善了情绪,重拾了对生活和学习的信心,顺利回到学校。她在心理治疗结束半年后,给我发了一封长长的邮件,阐述了自己在心理治疗前后的变化,她理解了人际关系冲突对自己的伤害,也懂得了如何更好地解决冲突,并且认识到了自己是独立的个体,更有着自由的灵魂。她明白了自己没有必要让所有人都开心,也没有必要为自己曾经可能给别人带去的压力而赎罪,知道自己是谁、了解自身需求和期望更重要。她希望能有一些书籍,让更多青少年知道抑郁症是一种疾病,现实生活中的人际关系问题和压力往往是抑郁症的触发点或诱发因素,但经过专业系统的心理治疗或联合其他治疗,患者可以从泥泞中走出来,重见阳光。

正是这样的触动,让我认识到,作为医务工作者,仅仅服务于门诊和住院部的来访者或患者是远远不够的,我们需要不断向前走,引进、学习、消化循证证据充分的人际心理治疗方案,撰写结合中国本土案例的青少年抑郁症的心理治疗书籍,培养更多优秀的心理治疗师,让社会、家庭、孩子都能够更好地看见情绪、了解抑郁症,让青少年们积极面对和解决人际压力,早日恢复心理健康,重拾快乐和信心。

人际心理治疗(interpersonal psychotherapy, IPT)于20世纪70年代由Gerald L. Klerman博士和Myrna M.Weissman博士研究创造。他们在临床试验中发现这种疗法对抑郁症的疗效等同于使用抗抑郁药物。IPT是以解决来访者的人际问题、改善症状、恢复功能为重点的短程心理治疗,其临床有效性和安全性在多次个体及团体临床实践和研究中得到证实,是世界卫生组织(WHO)和很多国内外抑郁症治疗指南中的一线推荐方法。

IPT-A(interpersonal psychotherapy for adolescent)是美国哥伦比亚大学Laura Mufson教授为青少年开发的治疗方案,适用于有轻至中度抑郁症状的青少年,可用于治疗抑郁症、恶劣心境以及未特定的抑郁障碍等。IPT-A的关键点包括:使用医学模型来定义抑郁症,赋予青少年"有限的患者角色";将情绪与人际关系或生活事件联系起来;关注社交网络和沟通交流;将四个IPT问题领域的其中一个作为治疗重点。但与传统IPT不同的是,IPT-A关注到了青少年新出现的自主性以及发展更亲密关系的需求,建议把家庭生态整合到治疗中,鼓励父母或其他看护人同孩子一起参与到交流中,并且可以在家庭和学校等场景中实施治疗。不少循证证据显示,IPT-A能够改善青少年抑郁症状,提高其人际效能,改善其社会功能和亲子关系,是英国国家卫生与临床优化研究所(National Institute for Health and Care Excellence, NICE)发布的儿童及青少年抑郁障碍识别和管理指南中有关儿童青少年抑郁症治疗的一线推荐方法。

IPT-A引入中国后,全国各地的心理治疗师开展了一系列学习培训、临床应用,并开始对其进行本土化发展。2020年,我们举办了由教育部审核通过的人际心理治疗在治疗青少年抑郁症方面的应用和进展的国际会议,积极与国内外IPT-A专家和青少年抑郁专家探讨国内外前沿进展。在临床交流过程中,大家纷纷提出可以编写一本结合中国青少年抑郁案例的人际心理治疗书籍,为此后的精神科医生、心理治疗师、学校心理辅导员、心理学爱好者以及人际关系问题困惑者提供可参考的经验,这无疑是一件非常有意义的事情。因此,我们联合内地和香港的IPT-A专家、青少年抑郁专家共同撰写本书,近一年来,我们多次讨论修改,积极进行学术碰撞,同时得到国外诸多IPT-A专家的指导和建议。

本书主要介绍青少年抑郁、IPT-A理论来源和治疗框架,重点突出四个问题领域的实践操作,并介绍了IPT-A治疗青少年抑郁症的特殊议题,比如非自杀性自伤、厌学问题、自杀议题以及危机事件处理等。本书结合了不少案例来分析和探讨青少年抑郁症状、IPT-A开展中的各种技术应用和具体问题,关注青少年的成长,同时融入了中国文化背景下的亲子关系、社会交往等人际关系特点,是一本操作性和可读性较强的书籍。

我们衷心希望IPT-A能够通过一代代人的努力,在中国的土壤上生根发芽,不断发展壮大,造福众多精神障碍患者。在编写过程中,我们深知责任重大,所以全力以赴,唯恐疏漏,但经验不足,认知受限,难免有不妥甚至谬误之处。在此恳请各位读者积极提出宝贵意见,使之日臻完善。

感谢患者和来访者给我们提供了丰富的素材和经验,感谢所有编委辛勤撰写、无私奉献,感谢陆林院士对青少年心理问题的关注以及对本书的大力支持和指导,感谢编辑的精心指导和帮助,使本书撰写能够顺利开展并按时完成。感谢朋友们的封面设计以及指导意见。最后感谢一直以来默默陪伴、共同成长的家人,你们的支持和鼓励是我坚强的后盾和前进的动力。

撰写前言时正值第六个中国医师节,晋代名医杨泉指出:"夫医者,非仁爱之士,不可托也;非聪明理达,不可任也;非廉洁淳良,不可信也。"作为医疗工作者,需要仁心仁术,热爱职业,关心患者,精进专业;而提供精神卫生服务的医疗工作者则需要直面痛苦,深达人心,帮助患者找回自我和归属感。面对抑郁症青少年这个特殊群体,我们深知责任重大,时刻如履薄冰,他们的健康幸福是我们孜孜不倦、不断前行的最大目标。

黄满丽

2023年8月19日　杭州

目录

第一章　青少年抑郁症概述

第一节　青少年抑郁症流行病学及临床表现　/ 5
第二节　青少年心理发展特点及抑郁症病因　/ 11
第三节　青少年抑郁的治疗　/ 16

第二章　IPT治疗师如何与青少年工作

第一节　IPT的理论来源与基础　/ 27
第二节　IPT的总体介绍　/ 30
第三节　IPT-A在青少年中应用的调适和要点　/ 34
第四节　IPT-A的研究进展　/ 39

第三章　IPT-A的治疗大纲

第一节　IPT-A合作咨询关系的建立　/ 43
第二节　IPT-A的治疗结构　/ 45

第四章　治疗初期

第一节　评估与诊断 / 59
第二节　赋予"有限的患者角色" / 65
第三节　确定问题领域 / 67
第四节　建立与患者及家庭的治疗联盟 / 72

第五章　治疗中期

第一节　概述 / 75
第二节　进入中期治疗 / 78
第三节　IPT-A 的关键技术介绍 / 82
第四节　家庭及学校的介入 / 92

第六章　悲伤反应（复杂哀痛）

第一节　悲伤反应（复杂哀痛）的确认 / 99
第二节　治疗悲伤反应（复杂哀痛）的目标 / 103

第七章　角色冲突

第一节　角色冲突的确认 / 118
第二节　人际冲突的阶段 / 124
第三节　管理角色冲突 / 127

第八章　角色转换

第一节　角色转换的确认 / 136
第二节　治疗目标和策略 / 145
第三节　新的技能培养 / 152

第九章　人际缺陷

第一节　人际缺陷的确认与内容　/ 162

第二节　人际缺陷的治疗目标和策略　/ 167

第十章　结束阶段

第一节　巩固阶段　/ 176

第二节　延续和维持治疗　/ 189

第十一章　IPT治疗青少年抑郁的特殊议题

第一节　IPT-A要点　/ 197

第二节　自杀议题　/ 200

第三节　青少年非自杀性自伤议题　/ 206

第四节　厌学问题　/ 211

第五节　危机事件处理　/ 216

第六节　合并药物治疗　/ 220

参考文献　/ 224

第一章

青少年抑郁症概述

案例呈现

小溶是一名14岁的初二女生,她的家离学校不远,因此每日步行上学。

在与父母关系开始恶化的6个月后,她被父母带来了门诊。小溶抱怨自己总是不开心,与父母的矛盾难以解决,尤其是和她的妈妈。她从进入初中后就经常有悲伤和易怒的情绪,一天中大部分时间都闷闷不乐;上课时注意力不集中,有时候看向窗外阴沉的天空,也会忍不住流泪。她感觉没有人能够理解和帮助自己,也不愿意和同学往来;晚上常常失眠,主要表现为入睡困难和早醒,白天很疲劳,甚至经常感到很绝望。她认为疼痛可以在一定程度上转移自己的注意力,情绪烦躁的时候会用刻刀偷偷划伤自己的手臂,缓解糟糕的情绪。偶尔她也会有关于"死亡"的想法,比如学校的楼顶和家里的阳台,都是她经常去的地方,有时只是想上去吹吹风,一个人待一会儿;有时则会想象自己跳下去会是什么感觉,但又没有勇气,知道这样的行为会让老师和父母感到伤心。

小溶是班级的宣传委员,学习成绩中等,有些女性朋友,彼此偶尔也会有些小矛盾,但她认为这不会影响她们的关系。上周,朋友为了给她庆祝生日,约她一起到娱乐场所唱歌庆祝。快要结束的时候她的父母突然赶来,要求她们立刻解散回家,并当众批评了她,认为中学生不应该搞这种形式的庆祝活动,这让她的自尊心受到很大伤害。小溶回家后很伤心,感觉自己不被理解,任凭父母怎么敲门,她都不予理会。当晚,她又用小刀反复划伤自己的手臂。

小溶不愿再回到学校还有另一个原因。最近在学校的一次演讲中,她做了充足的准备,勇敢上台表达自己的看法,并且表现突出,但事后,她收到一个男生递过来的纸条,这位男生对她的演讲提出了一些不同的观点和意见。这让她感觉很不舒服。她用小纸条给这位男生回复意见的过程被老师发现了,老师当场批评了她。这让她感觉很委屈。后来,这位男生又传来纸条,表示不希望再收到她的回复。小溶回家后很想把这些事情告诉妈妈,但又觉得妈妈可能不会真正理解自己、支持自己,反而会一直责怪自己没把精力放在学习上。

  小溶说她感到很生气。父母在她小学5年级的时候离异,而后她跟随妈妈一起生活,妈妈会经常批评她玩手机时间长、学习不努力等。她认为自己在学校比在家里的情绪要好一些。最近,由于父母复婚,爸爸回来了,但在过去的几个月里,她的抑郁症状不仅没有好转,还明显加重了。她把症状的加重与父母的关系变化联系起来,认为父母复合后会经常一起批评她,没有人站在她这一边为她着想。而且,父母知道小溶有些朋友有抑郁症的时候,会限制他们之间的往来,认为她的情绪和学习都会受到不好的影响。但小溶坚持认为她的朋友很好,会和自己分享很多秘密,否认他们对她产生不良影响的说法。小溶希望她与父母的关系能够有所改善,父母能更信任她做的事情,并给她足够的空间做自己喜欢做的事情。

  小溶的父母认为小溶想把所有时间都花在朋友身上,既不完成自己的学习任务,又不遵守家里的规定,放学后经常打游戏,而不是积极写作业,生活中也经常跟父母顶嘴,不听从父母的意见。在过去的一个学期里,她上课注意力不集中,成绩也下降了。小溶的妈妈声称小溶一直是个"难相处的孩子",在家时经常独自待在房间里,很少与他们沟通。对于父母的意见和批评,她要么置之不理,要么大发脾气。因此,父母也感到很无助,这次便带她来医院,希望得到一些帮助。

第一节 青少年抑郁症流行病学及临床表现

一、青少年抑郁症流行病学

青少年,像刚萌芽的青葱小草,像无拘无束的风,像早上八九点的温暖阳光,像勇往直前的雏鹰。他们是祖国的未来,身体蓬勃发育,情绪饱满起伏,心理快速成长。这个时期本该是欣欣向荣、充满希望的人生阶段。但随着成长环境日趋复杂、社交媒体的普及、学业压力的增大、自由玩耍时间的减少、同伴的学习竞争冲突、家庭的过度保护或忽视、对前途的迷茫焦虑等种种因素的影响,他们的身心发展会发生很大程度的变化。近年来,青少年自杀事件频繁见诸媒体,无一不指向"青少年抑郁症"这一沉重话题,"青少年抑郁症"一词出现的频率也越来越高,愈加引发人们的关注。

(一)青少年抑郁症总体形势严峻

很多父母至今仍不理解、不愿承认自己的孩子得了抑郁症,他们可能认为这只是"少年不识愁滋味,为赋新词强说愁",或是"纷纷红蕊落泥沙,少年何用苦咨嗟",甚至是"小儿叛逆心中烦,总和老子对着干"。

然而事实上,抑郁症已经成为需要全社会关注的常见精神障碍(郝伟 等,2018)。国外流行病学研究发现,儿童抑郁症的发病率约为2%,青少年发病率则明显升高,为7.5%~11%,其中重度抑郁症的发病率为2.3%~3.0%。新冠疫情期间,抑郁症患病人数急剧上升,2020年,全球新增抑郁症患者5320万人,增幅高达27.6%,青少年抑郁症患病人数更是呈明显上升趋势。《中国国民心理健康发展报告(2019—2020)》显示,2020年,我国青少年抑郁症检出率为24.6%(轻度抑郁症为17.2%,重度抑郁症为7.4%)。《2022国民抑郁症蓝皮书》显示,18岁以下的抑郁症患者占抑郁症总人数的30.28%,这一部分中,50%的抑郁症患者为在校学生,41%的患者曾因抑郁症而休学。研究表明,75%的患者,其抑郁症的发生与他们在青少年时期的抑郁症发病经历密切相关,约60%的青少年在抑郁症发作时有过自杀倾向,约30%的青少年实施过自杀行为,约44%的青少年实施过非自杀性自伤行为,这些情况均为抑郁症的早期识别、自杀风险的预警及疾病干预带来了新的挑战。WHO发布的《全球青少年健康问题》中指出,抑郁症是青少年致病和致残的首要原因,与成年期抑郁症相比,青少年抑郁症的发作期更长、发作次数更多、复发率更高,且病程慢性化和致残率更高。

这些数据都说明青少年抑郁症发病率在逐年递增,正逐步发展为严重的公共卫生问题,将直接关系一个国家和民族的未来,因而亟须社会重视。

(二)青少年抑郁症的年龄、性别和地区特征

青少年抑郁症的检出率随年龄的升高而升高,年龄较大的青少年在患病率和发作严重程度方面均高于年龄较小的青少年,7%～8%的高中生检测出患有重度抑郁症。从性别角度看,青少年女性在抑郁症总患病率和疾病严重程度方面均超过青少年男性。《中国国民心理健康发展报告(2019—2020)》显示,2020年,我国青少年女性抑郁症检出率为27.9%,青少年男性抑郁症检出率为21.6%,这种差异的存在可能与女性生理上的变化、社会角色的不同以及心理应对策略等综合因素有关。从生理上看,女性在青春期会经历月经初潮,因此比男性更容易受到性激素等内分泌因素的影响。从心理上看,女性比男性更容易受到负面情绪的影响,因为女性往往更注重人际关系、自我认知和情感表达等方面。

青少年抑郁症的患病率在不同地区之间存在一定的差异,这表明经济、政策和文化因素可能影响人们的心理健康(于宏华,2022)。一般来说,发达国家或地区的患病率较高,如美国、欧洲、日本等,而发展中国家或地区的患病率相对较低。然而,最近有研究推翻了这一观点,指出患病率与检测手段运用、医疗资源投入等多种因素有关。事实上,在经济水平差的地区,青少年的心理健康问题更容易被忽视,随着社会经济发展和心理健康意识的提高,当地抑郁症检出率可能会逐渐上升。2022年3月至6月,中国科学院心理研究所国民心理健康评估发展中心对我国29个省(自治区、直辖市)3万多名10～16岁的中小学生进行了调查。调查发现,在控制了家庭的社会经济地位(父母的受教育程度和家庭经济状况)这一变量后,不同地区、不同户口所在地的青少年的心理健康得分仍存在显著差异,西部地区或农村户口的青少年心理健康水平总体更低。从地区上看,西部地区青少年的抑郁、孤独、手机成瘾得分均略高于东部和中部地区的青少年;从户口所在地上看,农村户口的青少年的抑郁、孤独、手机成瘾得分均略高于城镇户口的青少年。

二、青少年抑郁症临床表现

(一)总体特征

《精神障碍诊断与统计手册(第5版)》(*Diagnostic and Statistical Manual of Mental Disorders-5, DSM-5*)将抑郁障碍定义为持续至少2周的心境抑郁或者丧失兴趣或愉悦感,并且同一时期内伴有以下症状中的至少4种:睡眠变化(失眠或嗜睡)、食欲或体重变化(下降或增长)、注意力不集中或犹豫不决、疲劳或精力不足、精神运动迟滞或激越、感到自己毫无价值或自责自罪,以及反复出现自杀死亡的想法(美国精神医学会,2014)。

青少年抑郁症的临床表现与成人抑郁症的临床表现相比,有很多相似之处,但也有一些特殊的表现(于宏华,2022)。情绪低落是重性抑郁障碍青少年和成人患者的共性症状,但食欲或体重变化、精力不足和失眠在青少年患者中更为常见,而快感缺失(兴趣丧失)和注意力不集中则在成人患者中更为常见。由于儿童和青少年尚不具备充分描述自身情绪及感受的语言能力,他们往往通过行为来表达抑郁心情,具体表现为厌烦、孤僻,甚至愤怒。尽管DSM-5允许将易激惹视为青少年心境抑郁的症状,但不伴有主观病理性心境恶劣的易激惹在重性抑郁障碍儿童患者中并不常见。患有抑郁症的青少年存在冲动、易激惹、鲁莽、不计后果等性格特点,同时伴随低自尊、学习成绩下降、拒绝上学,以及体重、食欲和睡眠变化等表现。此外,还容易出现滥用酒精或药物,以及不良行为如偷窃、撒谎等。其中,进食障碍多见于女生,躯体攻击多见于男生。

青少年抑郁症主要临床特征包括情绪症状、思维症状、意志行为和躯体症状(陆林,2017),表现如下:

(1)情绪症状:感到心情压抑、不愉快,经常流露出自卑等负面情绪;不活跃,对日常娱乐活动和学习缺乏兴趣和动力,甚至表现出对生活的失望,厌恶自我;部分患者还表现为反复的脾气爆发,易烦躁,易激惹,在情绪爆发时,心境呈持续性消极状态。

(2)思维症状:思维联想速度缓慢,反应迟钝;注意力不集中,常表现为发呆或走神;静坐困难,不能完成相关任务或作业。但自卑、自责和自罪并不多见。

(3)意志行为:行为被动、迟缓;不愿和周围人接触交往,不愿外出,不愿上学,自我封闭,放学、放假就把自己关在房间里。部分患者表现为不听管教,对抗父母,离家出走,处处跟父母对着干,无端对父母发火;严重的还会出现言语辱骂或冲动暴力行为,具体表现为一点小事不顺心就易怒,打砸物品,跟周围人起冲突,攻击他人等。

(4)躯体症状:可能出现躯体不适症状,如头昏、头痛、疲乏、气促、胸闷、胸痛等;体重减轻,食欲下降,睡眠时间增多或入睡困难;也有少数患者出现食欲增强、体重增加等反向症状。

(二)对学习的影响

青少年阶段的重要任务是学习,抑郁症状会影响患者正常的学习活动。研究显示,近60%青少年抑郁症患者的学习受抑郁症状影响明显,其中32.6%的青少年患者表示影响严重。复发次数越多、年龄越小、症状越严重的,其学习受到的影响越大。主要表现如下:

(1)上学态度变化:最初只是流露出对上学不感兴趣、不想上学的情绪,但在家长的敦促下仍可勉强继续上学,但不如过去勤奋努力。之后逐渐发展到用各种理由逃学,如身体不舒服、与同学关系不好、老师对待自己不公平、希望在家自学等,不论家长和教师如何劝说也无济于事。在这一阶段,患者很少外出玩耍,也不愿与同学来往,通常独自在家里看课外书籍、看电视或做自己想做的事,对即将面临的考试、升学等没有任何计划。

(2)学习能力下降:很多患者感到注意力不集中,记忆力不如以前好,思维能力下降,思考问题困难,做作业花费的时间比过去多,不能按时完成作业;上课、看书或做作业时不能全神贯注,容易受外界因素干扰。因此,虽然花费大量时间,也尽了最大努力,却怎样也达不到过去的学习效果,学习成绩明显下降。

(3) 学习自信心不足:在过去对学习有自信心的孩子,现在每当考试临近时便开始担心自己复习不充分,考试成绩会很差,严重的甚至临到考试不敢进校、不敢应考。部分孩子在父母和老师的再三鼓励和敦促下才勉强参加考试,但有时考试结果比他们自己预料的要好。

(三) 自伤和自杀行为

青少年情绪不稳定,存在冲动、易激惹、鲁莽、不计后果等性格特点,面对应激事件,容易采取自伤甚至自杀等方式。非自杀性自伤行为(nonsuicidal self-injury, NSSI)是指个体在无自杀动机的情况下采取一系列反复的、故意的、直接的对自身组织造成轻到中度损伤,且不被社会接纳、认可的行为。比如,用刀割自己、用指甲抓伤皮肤、咬自己、用火烫伤自己、用头撞墙等。大量研究表明,青少年是NSSI的高发人群,12个月内的患病率可达22.1%。研究表明,NSSI行为是青少年抑郁症患者减轻负面情绪、弥补其解决社会问题能力不足的手段。另外,该行为还包括将情绪困扰传递给其他人、寻求分离的感觉、分散自杀意念以及自我惩罚等。

抑郁症是青少年自杀的主要原因。研究显示,青少年的自杀率比成人高出近3倍,且大约60%的青少年自杀事件与抑郁症有关。国家卫生健康委员会明确强调,学校需加大对青少年抑郁症的预防干预力度。同时,对于青少年患者而言,父母也是其就医前极为关键的一环。父母能否及时察觉孩子的异动,并给予有效的关注和引导,在很大程度上决定了孩子未来的病情发展走向。很多父母只看到孩子表面的行为表现,却看不到其背后的情绪和精神因素,把问题简单定性为不爱学习、青春期叛逆或者意志力薄弱,认为孩子自残是不晓得疼痛感、不懂得爱惜身体,拿自伤、自杀做要挟、博关注。长此以往,便导致青少年的抑郁症患病之路"道阻且长"。我们要知道,自伤和自杀是青少年抑郁症最严重的后果,需要引起高度重视和警惕。

(四) 共病及鉴别诊断

要将青少年抑郁症与双相情感障碍、精神分裂症等其他精神障碍相鉴别。诊断青少年是否抑郁,需要详细了解其病史,了解其既往是否有情绪高涨、兴奋话多、睡眠需求减少、精力充沛等情况,以及鲁莽、冲动行为等轻躁狂表现。青少年双相情感障碍患者早期往往以抑郁症发作为临床表现,因此容易被误诊为青少年抑郁症。而双相情感障碍的危险因素包括抑郁症早发、抑郁症伴精神病表现、反复多次发作,以及有双相情感障碍家族史等。此外,青少年心理健康问题具有多重心理疾病共患的趋势,比如青少年抑郁症与注意缺陷多动障碍、抽动障碍、焦虑障碍、社交障碍、强迫障碍等共患,在与对立违抗障碍(品行障碍)共患时,青少年容易做出危害社会的行为和事件(如违反社会人格、违法犯纪等)。在对患抑郁症的青少年进行评估时,询问其烟酒史和药物使用情况也很重要。在国外,大麻是青少年最常使用的非法药物,而大麻的使用与抑郁症和自杀行为的发生密切相关。最后,尽管青少年抑郁症由严重身体疾病直接导致的可能性不大,临床医师也仍应警惕这一可能性,并且要在病史和体检结果显示出相关指征时,对甲状腺功能减退或贫血等疾病进行进一步排查。

第二节 青少年心理发展特点及抑郁症病因

一、青少年心理发展特点

国际组织如联合国教科文组织、世界卫生组织、联合国人口基金等对青少年的年龄范围作出不同的界定,我国对此的有关界定也有所不同。通常,我们把青少年时期界定为11~18岁这一发展阶段,相当于中学教育阶段,其中11~15岁这一阶段为少年期;14~18岁称为青年初期。西方大多数国家对青少年的界定更为宽松,一般认为青少年时期是指11岁至大学完成毕业这一阶段,也就是11~22岁,大致相当于整个人生发展历程中的第二个10年。我们国家的青少年是指从上初中到高中毕业这一阶段,初中阶段为13~15岁,高中阶段为16~18岁。青少年时期是个体生长发育的特殊时期,是身心发育的重要转折阶段,是从儿童期不成熟状态走向青年期成熟状态的过渡时期,也是生理和心理变化最明显,有强烈的独立性和自觉性,又有极大依赖性的时期(姜乾金,2015)。

(一) 青少年心理不断发展变化

在青少年时期,生理发育变化显著,身高和体重迅速增长,大脑和神经系统发育基本完成。在内分泌激素的作用下,青少年性器官开始发育,第二性征出现,男性出现遗精,女性出现月经来潮。同时,青少年的情绪趋于复杂,容易与人产生冲突。处于青少年时期的个体情绪发展不稳定,内心情感复杂而多变,情感体验丰富而又不愿向他人吐露,经常以写日记的方式倾诉自己的情感体验和内心秘密。他们容易发脾气,内心充满矛盾,当理想与现实一致时则兴高采烈,相左时则心情郁闷;处理与成人,尤其是与父母的关系时极易产生对立情绪。

此外,青少年的认知能力发展迅速,主要体现在思维的发展方面,其中抽象逻辑思维的迅速发展是初中生思维发展的主要特点。在思维品质上,初中生思维开始明显趋于创造性和批判性,同时思维中的表面性和片面性问题也表现突出,具体表现为他们在思维活动中能够进行独立思考,独立发现问题、分析问题和正确解决问题。他们一方面经常对他人的意见持怀疑和批评的态度,另一方面能够认真地审视自己的观点,调整和检查自己的认识。但是在分析问题时,他们经常被事物的外部特征干扰,难以揭示事物的本质特征,这是他们思维表面性的表现。而思维片面性表现在他们看待问题极端、偏激,有时抓住一点细枝末节而不及其余。高中生的形式逻辑思维和辩证逻辑思维发展迅速,他们在概念、推理和逻辑法则方面运用能力的提高是其形式逻辑思维发展的具体表现;而能够运用对立统一的矛盾规律来反映客观事物的思维活动则是辩证逻辑思维发展的表现。高中生的创造性思维以求异思维为主要成分,以求同思维为次要成分,在创造性解决问题的过程中,两者密切配合,协调发展。

人格可塑性强是青少年时期的又一特点。青少年的个性特征处于似成熟而非成熟、想独立又无法独立的阶段,自我学业意识、自我体验意识、自我成就意识、"成人感"都在迅速增强。青少年社会性发展体现在品德和人际交往的发展上。品德发展的特点表现为从初中生的动荡性、不稳定性,发展到高中生对道德认识的稳定性、自觉性以及道德情感的成熟性等;而人际交往的发展特点则体现在青少年从普遍和同性同伴交往,逐渐向既和同性同伴交往又和异性同伴交往过渡。随着青少年进入性器官发育的关键时期,他们的性功能发展逐渐成熟,性意识逐渐觉醒,对两性和两性关系有了好奇的心理体验。他们开始对异性有好感和产生兴趣,在言行举止等方面都会努力吸引异性的关注,相互吸引、爱慕的现象也不在少数。

(二) 常见心理问题

青少年处于生理发展和心理发展的不平衡阶段,同时容易受到来自家庭和社会的诸多因素的影响,从而产生心理问题。首先,青少年缺乏综合、客观认识自我的能力。自我意识是个体对自身的认识和理解,包括自我认识、自我评价和自我控制。当青少年缺乏综合认识自我的能力时,便会过度依赖外界评价,无法对自己形成稳定认识,表现为自主性差,依赖成人和其他环境因素的要求和控制,不能独立自主地制订计划和持续实现目标。当自我评价出现问题时,青少年会过高或过低地评价自己。自我评价过高会导致自负，表现为做事冒险、鲁莽；自我评价过低，可能会导致放弃尝试、逃避困难、丧失发展和锻炼的机会。如果青少年常常处于消极的自我体验中，就会形成强烈的自卑感。为了避免失败，他们更多地选择逃避和放弃，长时间下来，便会导致学习成绩下降，缺乏积极性。

其次，现阶段社会认为青少年在青春期最主要的任务是学习，因而与学习相关的青少年心理健康问题几乎涵盖各个方面，既包括学习的动机、兴趣，也包括学习的方法、态度、情感等。良好的学习习惯有利于提高学习的效果，反之则会给学习带来困难。青少年对学习缺乏兴趣，难以激发学习的热情和积极性，导致学习效率低下。而学习效果如何，以及青少年抑郁症患者是否适合去学校上课，也是很多父母密切关注的问题。

再者，青少年情绪稳定性差，过度的情绪反应和持续的消极情绪容易引发心理问题。青少年容易动感情，情绪起伏较大、波动较快，情绪高亢时充满热情和激情，富有朝气；情绪低落时意志消沉，消极悲观。因此青少年的情绪特征决定了他们更容易出现情绪健康问题，如焦虑、恐惧、抑郁等。

另外，人际关系也是青少年时期的重要问题。青少年的社会交往和人际关系对他们的成长至关重要，处理人际关系的能力直接体现了他们的心理健康水平。人际关系问题主要表现为：①亲子关系问题，如孩子与父母敌对、疏远，对父母过度依赖等；②师生关系问题；③同伴关系问题。同伴关系问题主要表现为因不良情绪或有缺陷的个性特征而不被同伴接纳，影响了同伴间的交往；不能正确处理同伴间的竞争与合作而影响了人际关系；因孤僻、退缩，受到同伴的忽视而影响了人际交往；因缺乏交往技能，不懂得交往策略等影响了同伴关系，等等。

最后，青少年还容易出现行为问题和适应问题。青少年的行为问题是指在其精神状态正常的情况下，表现出的不符合社会期望和规范，且妨碍正常社会生活的行为。常见的青少年不良行为有说谎、偷窃、打人、骂人、吸烟、喝酒、考试作弊、离家出走、逃学、赌博和沉迷网络等。适应问题主要为环境适应，如对生活环境适应和对学习环境适应，如升学和就业；其次为人际适应和自我适应，如对自己身体发育情况的适应和心理发展的适应。

总之,青春期是人类生命周期的一个重要发展阶段,是一个人从儿童发展到成人的过渡期。在这个阶段,青少年的身体、心理和社会关系都发生了很大的变化,了解其心理发展特点,对于理解和预防青少年抑郁症具有重要意义。

二、青少年抑郁症成因复杂

青少年抑郁症的病因机制复杂,目前尚未研究透彻,可能是生物因素、心理因素及社会环境因素等共同作用的结果。抑郁症发作与多种因素有关,包括遗传、家庭环境、社会支持、昼夜节律、人格特质和心理特点等。

遗传因素是青少年抑郁症的一个重要影响因素,抑郁症具有一定的遗传易感性。抑郁障碍患者的一级亲属罹患抑郁障碍的风险是一般人群的2～10倍,遗传度是31%～42%。抑郁障碍还可能与神经内分泌功能异常、免疫功能异常、脑电生理异常和脑影像学异常等因素密切相关。患者一般存在多种神经递质水平异常或相关神经通路的功能异常,比较公认的是单胺假说,即5-羟色胺能、多巴胺能和去甲肾上腺素能系统在抑郁障碍的发病中扮演了重要角色。这三个系统并不是独立运作的,它们之间可通过多种配体-受体间的作用而相互影响。

对于青少年抑郁症患者来说,社交因素影响较大,如人际关系紧张、社交压力过大等。《2022国民抑郁症蓝皮书》指出,青少年抑郁症中,有77.39%与人际关系有关。青少年能获得的最主要的社会支持包括:家庭支持、学校支持及同伴支持。然而,目前青少年抑郁症患者获得的社会支持严重不足。青少年抑郁症患者的社会支持主要来自家庭(占比88.19%),其次是患者互助(占比35.75%),不少有相似患病经历的青少年都会寻求一个社交平台进行沟通交流、互相帮助。患者互助对青少年抑郁症患者的作用高于对其他年龄段抑郁症患者的作用,基于同伴支持所产生的"人际链接、自我效能、意义感"是治疗青少年抑郁症的积极因素。值得注意的是,青少年获得的学校支持仅占比42.2%,作为青少年日常生活中至关重要的一个场所,目前学校对青少年心理健康的教育、评估及干预力度仍不够理想。

我们常说,每个生病的孩子背后都有一个生病的家庭。家庭环境也是导致青少年抑郁症发生的一个重要因素。在青少年抑郁症患者的家庭中,亲子关系往往不佳，甚至仇亲现象普遍，40%左右的青少年抑郁症患者及家属表示抑郁症状严重影响家庭关系。亲子关系不良、家庭冲突、父母离异、父母有抑郁症病史或共患精神疾病（如对酒精、药物依赖）等，都可能对青少年的心理健康造成负面影响。青少年日常生活中，绝大部分时间在家庭和学校中度过，因此家庭里的亲子关系、学校里的同伴关系和师生关系在抑郁症的发生及发展中均发挥重要作用。

此外，人格特质，如内向自卑、自我认知不足、自我评价过低和自我否定等，也是青少年抑郁症的一个重要影响因素。另外，青少年时期特有的心理特点也在青少年抑郁症的发生及发展过程中起到关键作用。

第三节 青少年抑郁的治疗

一、治疗原则

2019年6月，英国国家卫生与临床优化研究所（National Institute for Health and Care Excellence，NICE）发布儿童及青少年抑郁障碍识别和管理指南（以下简称为NICE指南），对5～18岁儿童及青少年抑郁症的识别和管理给出了相关建议。该指南基于阶梯式治疗模式，旨在提高对于轻度、中度至重度抑郁症的识别和评估能力，促进有效治疗。抑郁症的阶梯式治疗模式让人们注意到患有抑郁症的儿童和青少年的不同需求，包括他们不同的抑郁症特征、所处的个人和社会环境，以及全面评估干预后的疗效。在整个青少年抑郁症的框架式管理中，强调在初级保健和社区环境中首先发现和识别抑郁症及相关风险因素的重要性。对于确诊为轻度抑郁症（包括心境恶劣）的儿童和青少年，如果他们不想接受干预，可先进行观察等待，并在2周内安排进一步评估。可选择在线认知行为治疗（cognitive behavioral therapy，CBT）、团体CBT、团体IPT或团体非指导性支持治疗，再根据全面评估（包括成熟度和发育水平）结果，进一步开展个人CBT或基于依恋模式的家庭治疗。对于确诊为中重度抑郁症的儿童、青少年，如果其年龄为5～11岁，可选择家庭IPT、家庭治疗、精神动力学心理治疗或个人CBT治疗，在此基础上，根据具体情况选择是否联合应用氟西汀；对于12～18岁的青少年抑郁症患者，选择个人CBT治疗或联合应用氟西汀，如果基于全面评估（包括成熟度和发育水平）结果的共同决策表明患者需求未充分被满足，可以进行青少年人际心理治疗、家庭治疗（基于依恋模式的或系统的）、简短的社会心理干预或精神动力学心理治疗（单独心理治疗或联合应用氟西汀）。对于那些对治疗无反应的抑郁症/复发性抑郁症/伴有精神病性症状的患者，可选择单独强化心理治疗，或联合应用氟西汀、舍曲林、西酞普兰及抗精神病药物综合治疗。

二、青少年抑郁症的心理治疗

对于儿童和青少年来说,心理治疗在一定程度上比药物治疗更为重要。NICE指南建议将心理治疗作为轻度抑郁症的初始治疗方法,并且需与抑郁症患者及其家属/照料者共同讨论心理治疗选择。其目的在于解决青少年所面临的心理困难(例如人际关系不佳、家庭冲突、拒绝上学),减轻其焦虑、抑郁和人际关系紧张等主观不适,改善青少年依赖、退缩和敌对等适应不良行为,促进其人格不断成熟和自我实现。因此,心理治疗应贯穿青少年抑郁症治疗的全过程。

在临床实践中,青少年抑郁症患者常常接受一些已在成人患者治疗过程中得到有效验证的心理治疗。目前虽有一些针对青少年抑郁症的随机对照临床研究,但只有少数研究结果能够被证实是有效的。人们越来越重视循证疗法在研究和一般临床实践中的应用,尽管这些方法并不是完全符合NICE指南中界定的成熟的心理治疗标准,例如特定的CBT和IPT,其他常用的治疗方法包括动力心理治疗、精神分析、行为治疗、家庭治疗和团体治疗(Mufson et al., 2002)。其中,NICE指南建议将CBT作为轻度、中度和重度抑郁症的循证心理干预,根据儿童和青少年的心理成熟度及发育水平,选择团体或个体CBT及IPT-A治疗。

(一)人际心理治疗

依恋理论认为,有效调节情绪的能力是在健康的人际关系中发展起来的。当个体对应激原感到痛苦时,他们会寻找一个重要的人作为其"依恋对象"。依恋对象能够帮助个体缓解他们的痛苦,让其重新获得安全感和幸福感。在儿童早期,依恋对象通常是父母或其他重要的看护人;在青春期,依恋对象的范围扩大到包括同学、伴侣和其他重要的关系。然而,有时依恋关系中的问题会导致青少年难以有效利用亲密关系和社会支持来调节情绪,从而导致抑郁的发生。

青少年抑郁症人际心理治疗是一种基于循证证据的心理干预方式,旨在通过教授特定的人际技能来治疗抑郁症。这些技能是成功发展亲密依恋关系和管理与抑郁症相关的人际压力源所必需的(Mufson et al., 2004)。在IPT-A中,治疗师可以充当来访者的积极依恋对象,与来访者一起工作,通过教授人际沟通和人际交流技巧来解决其人际关系中遇到的困难,促进其发展和维护亲密关系,并将这些正向的依恋体验扩展到来访者日常生活的其他关系中。IPT通过一系列技术帮助来访者解决人际关系问题,从而增加来访者获得社会支持的机会,减轻人际关系压力,提高情绪处理能力,增强人际关系技能,并最终改善抑郁症状。

(二)认知治疗

1976年,美国心理学家Aaron T.Beck提出,有抑郁症倾向的人的认知是扭曲的,因此他们常对自己、世界和未来持消极看法。他根据其抑郁症负性认知模型提出了认知行为疗法(CBT),在CBT中,来访者通过学习识别和监控自己不同情绪的强度,认识到产生这种情绪的原因,并学习如何通过评估和纠正消极观念来解决这些问题,从而学会调节情绪的行为(Emery et al., 1983)。

认知治疗是具有时间限制及指导性的、结构化的心理治疗方法,强调改变与行为事件和解决问题技能相关的认知,其基本理念是,一个人的认知决定了他的感觉。认知治疗的目标是改善影响青少年社会功能的认知模式,促进其认知学习过程(Oud et al., 2019),主要包括:①缓解症状;②发现导致抑郁症发生的因素并对其进行真实性检验。实现这些目标的技巧包括监控消极认知;帮助患者建立认知、情感和行为之间的联系;学习识别和改变影响功能的信念等。

认知治疗不同于精神动力学治疗,在这种治疗中,治疗师不解释无意识因素。它也不同于IPT-A,因为它关注的是引起功能失调的信念系统,而IPT-A关注的则是功能失调的人际沟通过程。虽然目前已经制定多种不同的CBT手册,但它们都有相同的基本理论基础。许多证据支持CBT在青少年抑郁症治疗中的有效性,尤其是在使用CBT中含行为激活和挑战性思维等成分时,青少年的父母/其他看护人共同参与治疗过程可能会获得更好的临床疗效,但这一部分需要开展更多的随机对照试验来进一步验证。

(三)行为治疗

CBT的行为治疗源于强化理论,而抑郁症的主要行为模式之一是正强化行为的丧失。Lewinsohn, Weinstein和Shaw(1969)发现,抑郁症患者似乎无法获得足够的正强化计划,这是因为他们完全没有强化计划,或者由于缺乏适当的技能而无法获得正强化行为计划。若一个人的行为正强化率过低,则会导致抑郁。反过来,抑郁情绪进一步减少了个体因其行为而获得积极强化的机会,从而导致抑郁情绪加重。行为治疗的目标是使个体行为的正强化作用直接源于活动本身引起的愉快体验,或者源于活动过程中得以改善的人际关系。Lewinsohn对抑郁症的治疗侧重于教授青少年获得打破这种抑郁反馈循环所需的积极强化技能,如增加让人愉快的活动、解决问题、训练社交技巧、进行自信心训练和调节情绪等。

(四)精神动力学心理治疗

精神动力学心理治疗(psychodynamic therapy)通常用于治疗青少年抑郁症。许多临床医生在论文中描述了他们对抑郁症青少年进行心理治疗的临床经验和理论观点。这些概念均源自精神分析理论。简单地说,它们基于这样一个前提,即痛苦是无意识冲突的结果,抑郁症状能够通过对抗、澄清和解释等干预措施得以缓解和消除。在精神动力学心理治疗框架内,有几种类型的心理疗法,包括儿童心理分析、表达性或探索性儿童心理治疗、支持性心理治疗和表达性支持性儿童心理治疗等。IPT-A则不同于针对青少年的精神动力学心理治疗,它有时间限制的框架,关注的是患者当前的人际关系问题,而不是其精神内部的问题,治疗师在实际治疗过程中的立场更具指导性。

(五)家庭治疗

家庭治疗是以"家庭"为治疗对象的一种心理治疗方法,治疗师将整个家庭作为治疗对象,把抑郁症的发生聚焦于家庭内部系统。家庭治疗模式基于这样一种理念,即人是社会环境或家庭系统的产物,要真正理解一个人,必须了解其所处的家庭环境。家庭成员之间的不平衡、不恰当的联盟或沟通困难,都可能直接导致患者抑郁症发作,许多时候都能在他或她的抑郁症中显示其存在的家庭问题。因此,治疗师一般通过解决家庭系统中的病理问题来改善青少年的抑郁症状。在家庭治疗模式中,有几种不同类型的治疗,包括系统式家庭治疗、结构式家庭治疗以及情境家庭治疗等。

回顾以往的实证研究,治疗师常常强调"以家庭为基础的治疗",而不是"家庭治疗"。如今这种术语的转变反映了以家庭为导向的治疗取向逐渐整合,即行为教育、心理教育和系统治疗。尽管临床经验和理论均支持家庭因素在儿童和青少年抑郁症发展、持续和复发中发挥重要作用,但仍然很少有以家庭为单位的青少年抑郁症治疗策略的临床研究。Fristad, Gavazzi和Soldano(1998)开发了一个以家庭为基础的心理教育计划,可与其他治疗方法结合使用。然而,目前还没有关于这种方法的临床疗效研究数据发表。Diamond和Siqueland(1995)提出了一种基于依恋的家庭疗法(attachment-based family therapy, ABFT)。该疗法基于以下假设:依恋失败和伴随的负面家庭环境会阻止儿童获得应对家庭或环境压力的必要技能,最终导致或加重其抑郁症。家庭治疗旨在探索依恋失败的解决方案,使治疗师与父母一起成为患者更好的照顾者,以期改善青少年和父母之间的沟通,进而缓解青少年的抑郁情绪。

(六)团体心理治疗

几乎所有心理问题的团体心理治疗(group psychotherapy)主要目标之一都是让青少年与有类似困难的同龄人接触,他们可以互相提供支持,并为彼此提供练习发展人际关系新技能的机会。团体心理治疗的具体目标可以包括:①使个人能够感知自身需求与他人需求的相似性;②为特定冲突制定替代解决方案;③学习更有效的社交技能;④提高对他人需求和感受的认识。在团体心理治疗中,许多小组都有时间限制,需在特定时间内完成既定的目标和计划,比如社交技能小组。社交技能小组不同于IPT-A,这种以小组形式开展的治疗并不会看重关注、跟踪,以及解决青少年个体的特定人际问题。团体心理治疗最大的特点是在治疗师的启发、引导和协助下,团体成员利用互相影响、讨论、指点和帮助的方法,通过观察、分析他人的问题,从而对自己的问题有更加深刻的理解,也就是用互相帮助,以达到改善个体行为、消除不良情绪的目的。

三、药物治疗

抑郁症对青少年的影响十分深远,因此治疗策略应该包括药物和心理社会干预。临床医生应该尽量帮助父母和青少年理解关于抑郁症的神经生物学基础问题,强调药物治疗的必要性及其解决心理社会因素和人际关系困扰的作用(Birmaher et al., 2002)。药物治疗通常是青少年抑郁症多模式治疗的重要组成部分,临床医生对儿童或青少年使用抗抑郁药物时,需充分考虑患者年龄及药物对其发育的潜在影响,综合评估疾病的主要特征、共病状况及严重程度,关注药物不良反应并及时检测潜在风险,在充分取得监护人的合作支持下积极参与整个治疗过程。

　　对于青少年抑郁症药物治疗的初步研究开始于三环类抗抑郁药(tricyclic antidepressive agents, TCAs),研究发现,三环类抗抑郁药对抑郁症青少年的疗效不如对抑郁症成人的疗效。近年的研究集中在选择性5-羟色胺再摄取抑制剂(selective serotonin reuptake inhibitors, SSRIs)上,多项临床试验已经证明氟西汀、舍曲林和帕罗西汀治疗青少年抑郁症的疗效。尽管如此,这些研究的有效率通常在60%~70%,说明仍然有很大的提升空间,或者需要借助其他辅助手段来提高疗效。最近,人们担心帕罗西汀的使用与儿童和青少年自杀事件的增加存在关联,因而不再将帕罗西汀作为青少年抑郁症治疗的一线药物(Hetrick et al., 2021)。值得注意的是,在临床实践中,多数SSRIs药物没有获得使用于18岁以下儿童和青少年的批准,但由于其安全性较高,仍被广泛应用于临床。氟西汀和艾司西酞普兰是美国食品药品监督管理局(Food and Drug Administration, FDA)批准的唯二可用于治疗儿童和青少年重度抑郁症的药物,其中氟西汀被批准用于8岁及以上患者,艾司西酞普兰被批准用于12岁及以上患者。在使用抗抑郁药物的治疗过程中,应密切监测儿童和青少年的自杀风险。为比较儿童和青少年抑郁障碍急性期各种治疗手段(包括服用常用抗抑郁药物、心理治疗及联合治疗)的相对疗效及可接受度,2020年7月的《柳叶刀精神病学》针对8906名患者、70项研究进行了一项网络meta分析,结果显示,在众多治疗手段中,氟西汀联合CBT及单用氟西汀的疗效显著优于安慰剂及心理治疗,大多数抗抑郁药物在减轻抑郁症状方面的差异不显著。在抗抑郁药物选择方面,meta结果推荐将舍曲林、艾司西酞普兰、度洛西汀和氟西汀(目前是一线处方中唯一推荐的治疗药物)作为治疗青少年抑郁症的首选用药。

四、物理治疗

青少年抑郁症是一个重大的公共卫生问题,流行病学研究预估其终生患病率高达14%～20%。与成年人抑郁症相比,青少年抑郁症的发作期更长、发作次数更多、复发率更高、病程慢性化和致残率更高。青少年中度至重度抑郁症的初始治疗包括心理治疗和SSRIs药物治疗。在急性期治疗阶段,氟西汀可能是相对较好的选择,但治疗范围仅限于中度至重度抑郁,且抗抑郁药物并非总是利大于弊,使用后需要密切关注患者在治疗期间可能产生的自杀意念和行为。NICE指南推荐对于儿童和青少年抑郁症患者应首选心理治疗,但有循证证据支持的临床研究结果不多,因此,针对青少年抑郁症开展新的治疗方式具有重要的临床实践意义。近年来,经颅磁刺激(transcranial magnetic stimulation, TMS)被认为是一种可用于对标准治疗方式(如CBT和SSRIs)无反应的青少年抑郁症患者的试验性治疗方法。重复经颅磁刺激(repeated transcranial magnetic stimulation, rTMS)的基本原理是利用电磁学,通电线圈产生变化的磁场,在局部大脑皮质及部分白质产生诱发电流,刺激皮质神经元和皮质联络细胞改变皮质电活动,进而影响精神活动。

目前rTMS已广泛应用于成人抑郁症的临床治疗。许多临床研究结果显示,rTMS治疗青少年抑郁症的疗效、副反应和可耐受性与成年患者相似(Croarkin et al., 2019)。2018年,美国精神病学会经颅磁刺激工作组发表专家共识,建议采用10 Hz的rTMS刺激左侧背外侧前额叶皮质(dorsolateral prefrontal cortex, DLPFC)以治疗抑郁症,并指出每天予3000次脉冲,持续2～3周可能起效,而持续4～6周的疗效更佳(McClintock et al., 2018)。国内学者研究发现,10 Hz、左侧DLPFC的rTMS治疗共10个疗程(2400次脉冲/天)对青少年和成人抑郁症患者均有效且安全(Zhang et al., 2019),但青少年患者症状的改善程度和缓解率较成人高,证明rTMS对青少年抑郁症患者更有效。Croarkin等对19位青少年难治性抑郁症患者在维持原有抗抑郁药物不变的基础上进行为期6周的rTMS(L-DLPFC, 10 Hz, 120%MT, 3000次脉冲/天)治疗。结果显示,治疗后抑郁症患者的自杀意念明显缓解,其抑郁症状也得到缓解。黄满丽等对伴有自杀意念的青少年患者在使用艾司西酞普兰的基础上进行为期7天的rTMS(L-DLPFC, 10 Hz, 100%MT, 6000次脉冲/天)

干预,治疗后的青少年抑郁症患者的抑郁症状和自杀意念均得到快速缓解(Croarkin et al., 2018)。以上证明,rTMS等神经调控技术具有巨大的潜力,可以作为持久的、基于脑的干预措施来治疗青少年抑郁症,但仍需更大规模、设计严谨的临床研究为物理治疗的耐受性、安全性,以及其在青少年抑郁症患者中的临床效果提供参考证据。

(付广慧、赵昊阳、黄满丽)

第二章

IPT治疗师如何与青少年工作

第一节　IPT的理论来源与基础

IPT是一种通过改善来访者人际关系从而缓解情感障碍的心理治疗方法。IPT的核心理念是，心理健康问题往往与个人的人际关系问题有关，因此通过改善人际关系就可以一定程度上减轻情绪困扰和症状。IPT的目标是帮助来访者发展健康、满意和受支持的人际关系，以及提高处理情感困扰的能力。治疗师通常会与来访者一起探索其人际关系中的问题，包括角色冲突、角色转换、悲伤反应（复杂哀痛）以及人际缺陷等。通过对这些问题的探索和解决，来访者可以改善其人际关系并减轻症状。IPT通常用于治疗抑郁症、焦虑症、双相情感障碍等各种心理障碍，它是一种短程治疗，通常持续8~20周，每周一次。IPT的治疗效果已经在多项研究中得到证实。

IPT是由Gerald L. Kerman和Myrna W. Weissman在20世纪70年代创造的一种供精神卫生专业人士使用的治疗抑郁症的方法，最初仅作为抑郁症的限时治疗。IPT通常与抗抑郁药联合使用，这样比单独使用药物或单独使用IPT都更有效。IPT具有完整的干预治疗程序和清晰的理论框架，利用其可操作性极强的治疗工具展开治疗工作，目前已被证实适用于不同年龄层、不同类型的精神疾病患者，以及不同社区或医疗环境，同时已有超过250项实证研究支持其临床治疗的有效性。2015年，世界卫生组织建议使用循证心理干预，比如IPT，作为孕妇及哺乳期妇女中、重度抑郁症，以及成年人轻度抑郁症的首选治疗方法。世界卫生组织的精神卫生差距行动规划（mhGAP）也将IPT作为非药物治疗抑郁症的首选方案。

IPT认为情感障碍与人际关系问题密切相关，来访者常常因为人际关系的问题而陷入抑郁、焦虑等负面情绪中。IPT将人际关系问题分为以下四类：

（1）角色冲突：在工作、学校、家庭或其他环境中与他人发生人际纠纷甚至是严重人际冲突，这些通常源于调整不当的人际期望或信念。与他人的冲突，如夫妻矛盾、亲子冲突、职场人际困扰或冲突、友谊中的误解等，都可能导致来访者产生抑郁和焦虑情绪。

（2）角色转换：个体在生命发展周期中，可能会难以适应生活角色的变化，例如离家上学、离家住宿、怀孕、成为父母、离婚、换工作或失去工作、留学、移民等。如果生活中的角色转换不顺利，来访者内心的痛苦情绪很可能会转化为身体症状，如失眠、疲劳、头痛等表现出来。如果角色转换不顺利，再加上不能被亲人或朋友理解，又会随之引发各种人际困扰等问题。

（3）悲伤反应（复杂哀痛）：悲伤反应（复杂哀痛）是指来访者面对关系亲近的人去世等产生的相关情绪问题，比如因失去亲人或朋友而引起的悲痛和哀伤。

（4）人际缺陷：是指来访者在社会关系数量或质量上的缺陷。来访者缺乏一定的社交技能，或面对生活变化（如搬家、工作变动等）而不能适应，导致来访者因无法应对继而与他人隔离开来。

IPT治疗师通过探索以上四类人际关系问题，帮助来访者找到应对方法，改善人际关系，从而达到减轻情感困扰和症状、提高社交功能、增加社会支持的治疗目标。IPT的发展受到多种心理学理论的影响，其中的两大基石为依恋理论和人际理论：

（1）依恋理论：该理论认为，个体与其照顾者的早期经历塑造了个人在以后生活中形成和维持健康人际关系的能力。依恋理论有助于IPT治疗师了解来访者早期生活经历如何导致其目前的人际关系问题，并帮助治疗师在整个治疗过程中根据来访者的依恋类型来不断调整咨访关系。

（2）人际理论：IPT理论的基础是人际心理学，该学科主要研究在人际关系背景下的人类行为和心理。IPT理论认为，人类是社交动物，人际关系对人类的情感和行为具有重要影响。IPT理论将人际关系问题可能导致的情绪困扰分为四类：角色冲突、角色转换、悲伤反应（复杂哀痛）和人际缺陷。治疗师通过帮助来访者改善人际关系问题，从而缓解其情感困扰和症状。

自IPT推出以来，研究人员已将其用于多种精神疾病的治疗，并用于青少年和儿童患者。研究发现IPT可以帮助治疗以下精神疾病：

（1）重度抑郁症（情绪障碍导致持续的悲伤感和兴趣丧失）；

（2）预防抑郁症复发（抑郁症状复发）；

（3）创伤后应激障碍（PTSD，一种由创伤事件引发的疾病）；

（4）围产期抑郁症（抑郁症发生在怀孕期间或怀孕后不久）；

（5）产后抑郁症（产后一年内开始的抑郁症）；

（6）恶劣心境（持续性、超过两年的情绪低落）；

（7）进食障碍（如贪食症和神经性厌食症）；

（8）双相情感障碍（导致极端情绪波动的精神健康障碍）等。

第二节　IPT的总体介绍

IPT是一种限时、短程，以治疗目标为导向，通过帮助来访者改善人际关系从而达到缓解症状、改善人际功能、增加社会支持目的的心理治疗方法。IPT具有高度结构化，通常分为三个阶段：治疗初期（初始评估阶段），通常进行1~3次访谈，用以搜集来访者信息以及聚焦来访者后续治疗的重点；治疗中期，通常进行4~12次访谈，根据来访者不同需求及心理状况，逐一解决来访者的人际困扰；结束阶段，通常进行1~4次访谈，用来评估和总结来访者整体的治疗效果，以及帮助来访者做好结束心理治疗的准备。根据病情复发的可能性，IPT有时还有第四个阶段，即维持治疗。维持治疗是IPT中比较独特的一部分，会根据来访者的复燃风险来确定具体的复诊随访日期。IPT的具体结构框架参考如下（见图2-1）。

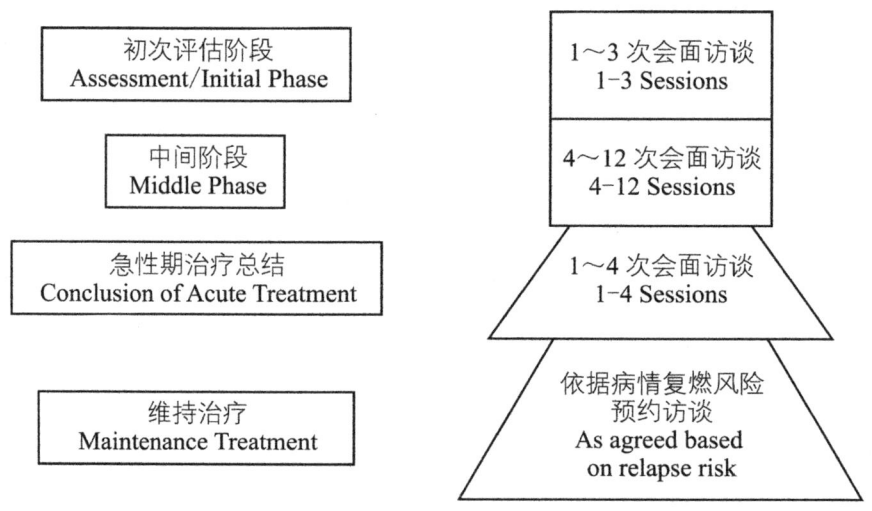

图2-1　IPT阶段结构

在治疗过程中，IPT的四个组成部分都有相关的心理治疗任务，其具体的工作

内容分别如下:

一、治疗初期(初始评估阶段)

治疗初期是对来访者的初始评估阶段,这部分的主要治疗任务是,对来访者完成全面的精神评估,绘制人际关系圈,形成个案概念化,以及和来访者一起确定后续的治疗方案。

首次访谈时,IPT治疗师专注于与来访者建立治疗联盟,仔细倾听来访者的主要诉求,详细搜集来访者的生物、心理、社会、文化和精神五个方面的信息,完成人际关系的构成,即个案概念化(见图2-2)。

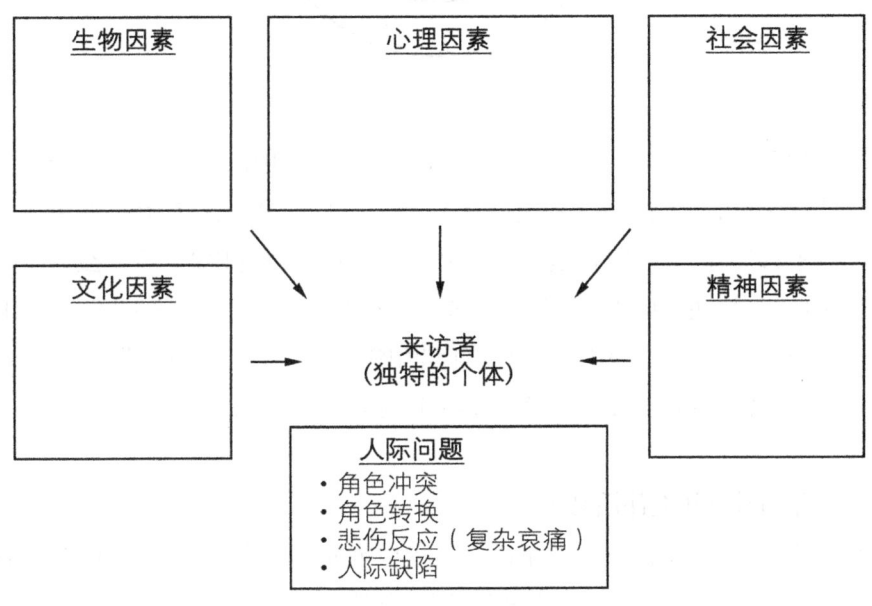

图2-2　IPT个案概念化

同时,需评估来访者是否正在遭遇角色冲突、角色转换、悲伤反应、人际缺陷这四个方面的人际困难。

如果来访者正在遭遇以上任意一种人际困扰,说明其适合使用IPT,我们便可以向来访者介绍该疗法,同时在获得来访者同意的情况下实施治疗。

第二次访谈时,通过人际关系圈(见图2-3),搜集来访者的人际关系状况,评估和确定来访者的人际困难领域(是否遭遇角色冲突、角色转换、悲伤反应、人际缺陷)。

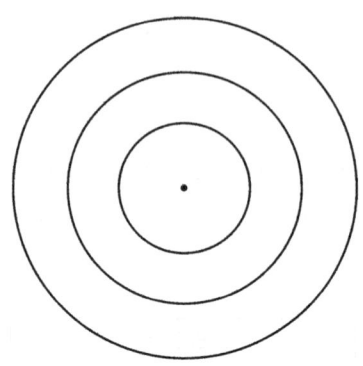

图2-3 人际关系圈

治疗初期的第三次访谈,需要和来访者一起制定IPT的治疗方案。治疗方案包含三部分内容,第一部分内容是和来访者一起总结其心理困扰的来源,汇总出2~4个因素;第二部分内容就是与来访者讨论其希望通过IPT达成什么治疗目标,例如缓解症状、解决人际冲突、顺利完成角色转换等;最后一部分内容就是IPT治疗师和来访者一起挖掘来访者自身的优势和资源,这一过程可以帮助来访者提高自信心,并为后续中期阶段的治疗工作打下坚实的治疗联盟基础。

二、治疗中期(工作阶段)

治疗中期即心理治疗的工作阶段,是指根据先前和来访者一同制定的治疗方案以及汇总出的2~4个心理困扰来源,逐一开展详细的治疗工作。治疗师可以探索来访者现在和过去的亲密关系及社会功能,探讨来访者生活中发生的重大事件的细节、相关的情绪变化、人际关系的变化,以及它们与精神症状的关系。这些工作最好都围绕来访者的四个人际领域问题进行,治疗师和来访者一起为这些问题制定解决方案,例如改变来访者的期望、提高他们的沟通技巧或发展社会支持等。最终的目标都是希望帮助来访者改善四个人际领域问题,即缓解人际冲突、顺利实现角色转换、处理哀伤和丧失、应对人际缺陷。中间工作阶段的时长可依据来访者的心理困扰来源数量再确定，整体工作都是围绕治疗目标而开展。

三、结束阶段

若中期阶段的治疗工作进展顺利，来访者的各项治疗目标也逐渐达成，治疗便来到了结束阶段。这个阶段的主要任务是帮助来访者评估和总结整体的治疗效果，以及帮助来访者做好结束心理治疗的准备。在这一阶段，治疗师需要和来访者一起回顾之前制定的治疗目标是否达成，以及四个人际领域问题困扰是否已缓解或解决。来访者评价整个治疗过程取得的进展，同时治疗师也给予积极的反馈。在结束阶段，治疗师需要让来访者意识到治疗已经来到了总结阶段，鼓励来访者带着治疗中学习到的各种方法，在以后的生活中继续灵活运用。

四、维持治疗

维持治疗是IPT中一个独特的治疗部分，治疗师依据来访者的复燃风险，确定一个复诊随访的具体日期，例如1个月、3个月、6个月之后的某一天。维持治疗的目的是减少来访者因治疗结束而产生的分离焦虑，并且可以帮助来访者延长其治疗效果，此外还可以提高来访者预防复发的风险意识。需要注意的是，维持治疗不是口头交代复诊，而是需要和来访者一起确定一个具体的日期，这样才有可能提高来访者复诊随访的成功率。

以上就是IPT结构化的四个治疗阶段，后面的章节会有更详细的操作步骤及案例讲解来帮助大家学习IPT的具体操作。

第三节　IPT-A在青少年中应用的调适和要点

我们一般将青春期定义为11～18岁,这是个体经历社会、人际、情绪改变的重要时期,与青春期一同出现的可能还有一些重大的生活变化。研究表明,青少年抑郁症的发生与社会功能的受损、人际关系的困难密切相关。青春期是抑郁症的高发时期,2021年的综述和元分析指出,在13～18岁的青少年中抑郁症的患病率为34.4%(Ma et al., 2021),远高于儿童期的患病率,与成年人患病率持平(Kessler et al., 1994)。与成年期和儿童期抑郁症相比,青少年抑郁症的发作程度和后果都更严重(Zisook et al., 2007)。曾患抑郁症的青少年在成年后罹患抑郁症的风险比普通人提高2.78倍,并与成年期自杀风险呈正相关(Johnson, et al., 2018)。在IPT发展的早期阶段,它对成年抑郁症来访者的疗效已被数项研究验证(如Elkin et al., 1989; Weissman et al., 1979等)。成年人和青少年的抑郁症虽有不同,但总体上呈现相似的症状表现(Nardi et al., 2013),并且症状的开始、加重和改善都与人际关系呈现出关联性。人际关系是改善青少年抑郁症的一个重要着力点,因此,在研究证据逐渐积累以及临床需求日益增长的大环境下,Laura Mufson和同事们在IPT原本的基础上做了调适和改编,延伸出了针对青少年抑郁症患者的人际心理治疗(IPT-A)。

IPT-A的设计初衷考虑到了青春期在生命发展周期中的重要性和特殊性,因此加入了青少年抑郁症来访者所要面对的特殊议题,并将其家庭成员纳入治疗过程中。IPT-A从青少年的角度出发,能够使来访者在专业帮助下复盘人际关系,学习情绪表达和沟通技巧,改善家庭关系,获取人际支持,并在家庭成员的共同参与下练习新习得的技能,以此帮助自己拓展和改善家庭外的人际关系,这些都是青少年十分关注并且能从中获得成长的领域。

IPT-A与IPT一样,都是手册化、有时限的心理治疗,治疗目标聚焦在抑郁症状的减轻和解决与抑郁症起病密切相关的人际问题上。与IPT不同，IPT-A将治疗时长缩短到12周左右，在此期间进行12～15次会谈，其中包括与来访者的父母及其他家庭成员一同参与的会谈。出于理论基础和治疗框架上的一致性，IPT-A沿袭了IPT的两个治疗原则和三个治疗阶段。治疗原则包括：①确定1～2个问题领域作为治疗核心；②强调来访者目前人际关系中的问题本质。这两个原则能促进治疗目标的达成。三个治疗阶段分别为初始阶段、中期阶段、结束阶段，每个阶段的任务与IPT基本相同，同时也会结合对青少年的调适。

在IPT-A治疗开始前，要先评估和判定青少年与IPT-A的适合度。评估从以下四个方面进行：①诊断，对抑郁症或抑郁相关障碍（恶劣心境、伴随抑郁的适应障碍等）的诊断，可以伴随或不伴随共病；②疾病严重程度和功能受损程度，特别是认知功能正常、无急性自杀危机的来访者；③目前状况与人际关系的关联，治疗师与来访者都认同造成目前状况的其中一个主要原因与人际关系有关；④接受治疗的能力和意愿，来访者能够且愿意进行一对一的谈话治疗，家庭成员愿意配合或至少不会提前结束治疗。评估前应使来访者和将要参与治疗的家庭成员（如父母、兄弟姐妹等）对IPT-A的治疗理念和框架有大概了解，如果评估结果合适，就可以与来访者一起开始IPT-A的治疗。

初始阶段的主要任务为建立治疗师—来访者关系，进行疾病的心理教育，探索青少年重要人际关系，选择问题领域。通过讨论，因人而异、循序渐进地向来访者传达心理教育，其中包括帮助来访者和家庭成员理解抑郁症和抑郁症状；辨别哪些是疾病的表现而不是个人特质的体现；通过区分"人"与"病"来减轻来访者本人和家庭成员的羞耻感、恐慌感；帮助来访者和家庭成员理解抑郁症是一种可治愈的、常见的精神疾病，增加康复的信心和治疗依从性。通过对每周状况的复盘，逐渐帮助青少年将自己的抑郁症状与人际事件联系（link）起来，以此建立治疗信念，即相信通过改变人际关系来改善抑郁是可行的。一般会使用人际关系圈等工具探索青少年目前重要的人际关系，尤其是与抑郁症状波动有关的。

家庭成员的参与是IPT-A与IPT的一个重要的不同之处，治疗师会建议来访者的父母或目前与其共同生活的家庭成员在整个治疗过程中参与数次会谈。可以是与来访者一起,也可以是单独的家庭成员会谈。在治疗的初始阶段,安排一场与家庭成员的会谈是非常重要的,可以使他们更准确地理解来访者目前的疾病状况、治疗方式,以及他们如何能够更好地帮助到来访者。

IPT-A的问题领域在IPT的基础上做了细化,比如将角色冲突细化为亲子冲突、同龄人冲突等,在角色转换中增加了因家庭结构改变而造成的压力应对、生涯阶段转换困难以及沟通困难。治疗师通过和来访者讨论,选择对目前抑郁状态影响最大的1~2个问题领域进行聚焦工作。初始阶段一般会进行3~4次会谈,在双方共同确定了问题领域后,治疗就进入了中期阶段。

中期阶段一般包含5~8次会谈。相较于初始阶段比较严谨的结构和内容,中期阶段则更个体化,也更具有灵活性。治疗师与来访者针对已确认的问题领域进行访谈,结合人际关系圈,使用相关治疗技术如鼓励情感表达、沟通分析、澄清关系中的期待等,共同应对与解决人际关系中的困难。中期阶段的主要目标为进一步澄清问题领域,讨论人际策略与技巧,实践新技能。对于不同的问题领域,具体使用的方法会有所不同,可以参见后续章节中针对各个问题领域的具体讲解。

如前所述,中期阶段可视情况让家庭成员参与其中,一般为1~2次。当确认青少年的家庭内部沟通困难或角色冲突是造成他们抑郁症状波动的主要原因时,家庭成员的参与尤其有必要。在有家庭成员参与的会谈中,来访者可以练习已获得的新沟通技巧,并及时获取家人的回应和反馈,来访者也能更好地对技巧的使用进行调节。在此过程中,肯定来访者作出的新尝试和习得的新技能,以此增加来访者的自我效能感。

结束阶段的任务包括检视抑郁症状的改善、讨论治疗目标的达成情况、回顾和总结来访者学到的人际技巧、增加来访者在更多情境下使用人际技巧的可能性、识别抑郁复发的信号以及准备应对方案、讨论是否需要进行维持治疗。如果仍遗留有其他人际问题,可以与来访者讨论是否针对这个问题领域继续进行工作。除与来访者本人进行最后一次治疗会谈之外,邀请其家庭成员加入结束阶段的会谈也非常重要。当然,在家庭成员访谈开展时,青少年本人是否愿意在场,哪些是他们愿意让治疗师与家人分享的内容、哪些不是,这些都与来访者的隐私相关,因而需要提前与其讨论和商量。与跟来访者进行的末次会谈相似,治疗师可以与家人一起回顾治疗过程中的收获,并为未来做准备。家庭成员是来访者人际沟通技巧提高的见证者,对强化和泛化来访者的人际关系至关重要。

整体而言,因为人际心理治疗是短程的心理治疗,因此在整个IPT-A的治疗过程中都需要强调治疗时限,治疗师要在治疗开始时告知来访者会谈的总次数和剩余的次数。在治疗中要牢记将抑郁症状与人际问题联结,同样地,抑郁情绪的减轻与人际关系的改善也密切相关,要尽可能使来访者察觉到这些联系。下表详细比较了IPT-A与IPT的异同(见表2-1)。

表2-1 IPT-A与IPT的异同

	异同点	IPT-A	IPT
不同	治疗时长	12周(共12~15次会谈,包括家庭成员参与的会谈)	16~20周(共16~20次会谈)
	家庭成员参与	需要,共参与3次左右,可根据个案情况增减	无特殊考虑
	赋予患者角色	"有限的患者角色":在接纳和理解因病导致的功能下降的基础上,仍鼓励来访者继续上学,承担家庭、学业、社交的责任。主要目的为减少来访者的痛苦和压力,同时鼓励和支持其参与日常活动	患者角色
	是否考虑青春期的发展性任务	考虑,并增加以下目标:个体化、培养自主性、与异性及潜在亲密伴侣发展人际关系、初次应对死亡和丧失、同龄人压力管理	无特殊考虑

续表

异同点		IPT-A	IPT
不同	治疗技术	在IPT的基础上增加了适用于青少年的特殊治疗技术:情绪量尺、基本社交技巧训练、换位思考技术以及协商技巧	九种技术:探索技术、直接引导、鼓励情感表达、澄清、沟通分析、决策分析、角色扮演、良好的医患/咨访关系、其他技术
相同		两大目标:缓解抑郁(情绪)症状,改善与抑郁症发作有关的人际问题	
		两个原则:①确认一到两个问题领域作为治疗核心;②强调目前人际关系中的问题本质	
		三个治疗阶段:初始阶段、中期阶段、结束阶段	
		对治疗师—来访者关系的使用:将来访者的人际模式和治疗师在人际关系中的感受带入与问题领域相关的人际困难的讨论中,使用治疗室内的各种资源提高人际效能	
		与药物治疗兼容	
		危机的处理方式:当人际沟通刚开始时,来访者可能会产生回避、压抑等情绪,继而增加危机发生的概率。如有危机发生,则需立刻进行评估,若判断结果显示来访者适合继续使用IPT-A,则双方重新讨论治疗框架	

IPT-A使用的治疗技巧并非人际心理治疗所独有,其特殊性在于被纳入人际心理治疗框架中使用的同时,更注重治疗室内和治疗室外的人际关系联结。按照治疗目的,主要分为六个类别:探索技术、鼓励情感表达、沟通分析、行为改变技术、治疗关系的应用、其他技术。适用于青少年的特殊技术有:情绪量尺、基本社交技巧训练、换位思考技术以及协商技巧。以上技术将在后续章节中结合案例作详细介绍。

第四节 IPT-A的研究进展

过去数十年的研究表明，IPT-A是治疗青少年抑郁症的有效方法。在调适、探索和制定适合于青少年的初代IPT版本时，Mufson就已开始进行开放临床试验（open clinical trial）。有14名12~18岁的青少年抑郁症患者接受了为期12周的IPT-A治疗，他们在治疗结束时均已不符合DSM-Ⅲ-R抑郁症诊断标准，同时观测到的结果还包括抑郁症状的缓解以及家庭和学校功能的改善。对其中10名青少年随访一年后发现，有9名均无情感障碍复发，治疗结束后未住过院，未出现自杀企图，更值得一提的是，他们大多数都能够正常上学（Mufson et al., 1994）。

虽然这些结果十分振奋人心，但试验非随机，也缺少控制组，因此在后续研究中，Mufson和同事使用了随机对照临床试验（Mufson et al., 1999）。随机对照临床试验（randomized controlled trial, RCT）普遍被认为是评价治疗方案有效性的金标准。这项研究共有48位被诊断为重度抑郁症的青少年参与，他们被随机分配到IPT-A治疗组和临床观测组。临床观测组的青少年每个月会接受1~2次与心理治疗师的会谈，但不使用IPT-A或其他特殊疗法。为期12周的研究结束后，研究者对两组青少年的依从性、症状改善程度和其他获益进行了比较，结果显示，与临床观测组相比，IPT-A治疗组的治疗完成率更高、症状数量变得更少，整体社会功能、同伴关系或男女朋友关系均有显著改善。但同时，此项研究中家庭功能得以改变的情况有限，这可能受家庭成员本身抑郁症患病率较高的影响，使得父母改变自身行为和沟通方式的努力也很有限。

Rosselló和Bernal（1999）比较了IPT和CBT对青少年抑郁症患者的效力，结果表明，接受IPT治疗的青少年中有82%达到康复标准，而接受CBT的青少年中只有52%能够达到。在减少抑郁症状方面，IPT组和CBT组都明显优于治疗等待区的来访者；而在提高来访者自尊和改善社会适应力方面，IPT组则明显优于等待区的来访者。

IPT-A 的有效性研究由 Mufson, Dorta, Olfson, Weissman, Hoagwood(2004)在学校心理中心进行。研究将 IPT-A 和常规治疗进行比较,发现接受 IPT-A 治疗的青少年表现出更大程度的症状减轻、社会功能改善以及整体功能改善。这项研究的另一个重大发现是心理治疗师的培训和选择,参与研究的心理治疗师均来自学校临床心理中心,并接受了专业 IPT-A 培训和持续的督导。结果表明,IPT-A 对学校心理咨询中心接待的来访者而言是一种具有较高实用性和有效性的干预方式,并且可以由具备 IPT-A 胜任力的在校工作者或临床心理学家来执行。

在一项最新的系统评价和 Meta 分析中,有 20 项探究 IPT-A 对 12~20 岁的抑郁症来访者有效性的研究被纳入其中,包括 10 项随机试验和 10 项开放性试验与案例研究(Duffy et al., 2019)。分析表明,在接受 IPT-A 治疗之后,来访者的抑郁症状有了显著改善,统计学效应为大($d=1.48, p<0.0001, k=17$);整体功能有显著提升,统计学效应非常大($d=2.85, p<0.001, k=8$);人际困难有中等统计学效应的改善($d=0.68, p<0.001, k=8$)。IPT-A 在减少抑郁症状方面明显优于一般临床干预,其效果与 CBT 相同。

通过上述研究我们能够得出结论,即 IPT-A 是对青少年抑郁症的有效干预方式,并能产生改善抑郁之外的获益。IPT-A 的一个充满前景的新发展方向是其团体形式,这种形式能够让青少年在团体中习得人际交往技能、进行场景练习、获得人际反馈,将大幅提高治疗效果和效率,而这也符合人际心理治疗的观点,即抑郁症与人际互动密切相关,其症状可以通过改善人际互动来缓解。

(周笑一、张露佳)

第三章

IPT-A 的治疗大纲

第一节　IPT-A合作咨询关系的建立

在使用IPT-A的治疗过程中,如果治疗师能够相信来访者是有价值的,同时又能将自己的信任传达给来访者,来访者便会重拾信心,提升自我价值感,接纳自己的失败和不足,改变对世界的看法,进而积极与治疗师合作,接受帮助以解决问题。

一、确定青少年是否适合IPT-A

评估来访者是否适合使用IPT-A是建立良好咨询关系中的重要一步,主要包括以下三个方面:①根据诊断标准,评估来访者抑郁症状的严重程度;②对来访者的家庭环境和家庭支持进行评估;③评估来访者参与治疗的意愿。同时,治疗师应该向来访者强调进行完整评估的重要性。一般来说,如果来访者具备以下特点则可以选择IPT-A:①来访者可与治疗师建立良好的治疗关系,并有接受一对一治疗的意愿;②来访者和治疗师在"目前来访者遇到的人际关系问题会影响其社会功能"的观点上达成一致;③家属愿意配合并支持治疗,承诺不会提前终止治疗进程;④来访者愿意与治疗师讨论其内心感受,以及这些感受与生活事件、人际关系之间的联系。

在评估结束时,来访者及其家人可以提出在评估过程中产生的任何疑问。如果来访者适合进行IPT-A治疗,治疗师应将来访者抑郁症的诊断告知来访者本人及其家人,并对他们进行疾病相关宣教。宣教内容包括介绍抑郁症的相关症状、常见治疗方式和疗程、如何预防复发等,目的是帮助来访者建立开始治疗的信念,促使他积极投入治疗中。治疗师应肯定来访者在评估过程中的努力,让其认识到治疗的必要性,并介绍不同类型的治疗方法,同时将其引入关于心理治疗的讨论中,并逐步开始IPT-A的计划。

二、保护隐私

遵守保密原则是治疗师和来访者建立治疗关系的基石。当与来访者交谈时，治疗师需明确表达，会谈中所有内容均会保密，除非来访者出现伤害自己或伤害他人的行为。如果治疗师觉得有必要与来访者的父母分享一些信息，首先应该与来访者进行讨论并解释原因，请他就此充分表达自身的感受，再以合适的方式与其父母分享。在此之后，治疗师也要与来访者分享自己与其父母的对话，让来访者感到治疗过程是安全的。

与来访者父母进行会谈时，治疗师应鼓励他们提供所有对治疗有益的信息，且表明所有信息都将与来访者分享，否则这将破坏治疗师与来访者的联盟关系。同时，治疗师应该向来访者父母强调，如果来访者感受到治疗中的谈话内容是保密的，治疗将更为有效。

三、治疗师在治疗关系中替代角色的澄清

对于许多与家人和朋友关系疏远、需要其他外部支持的抑郁症来访者来说，治疗师可以成为这些缺失关系的替代角色。在IPT-A治疗中，当来访者试图重建家庭连接或寻找外部支持时，治疗师可扮演家庭成员的角色，以便建立沟通的桥梁，但这仅限在治疗中使用。这一做法的主要目的是帮助来访者发展自身资源和获得治疗情境以外的支持，让治疗效果在治疗结束后能够继续维持。因此，治疗师有必要向来访者澄清治疗关系的局限性，以及它与正常友谊关系的不同。

良好的咨询反应还包括共情、积极关注、热情、尊重、接纳等，只有来访者信任治疗师，才能畅所欲言，采纳治疗师的意见；而治疗师接纳来访者，才能尽心尽力地为来访者服务。良好的咨询关系是治疗的第一步，是促进来访者积极改变现状、发挥自身潜力的动力。因此，为来访者提供良好关系的榜样，本身就具有心理治疗的作用。

第二节 IPT-A的治疗结构

一、IPT-A的治疗方案框架

IPT-A是一种高度结构化、有时间限制的短程心理疗法,有着固定的、经过筛选的任务,主要目标是减少来访者的抑郁症状,改善与抑郁症状相关的人际关系问题,整个治疗过程分为初始、中期和结束三个阶段:

(1) 初始阶段主要包括建立治疗联盟、确认疾病诊断、健康宣教、建立人际关系清单、确定问题领域等。

(2) 中期阶段是治疗的关键阶段,治疗师针对初始阶段确定的问题领域,利用多种策略和技巧帮助来访者解决人际困难,缓解抑郁症状,改善社会功能。

(3) 结束阶段的目标是帮助来访者确认中期阶段所学到的策略,增强这些策略在未来生活情景中的可重复性,总结治疗收获,并确定未解决的问题,并就来访者抑郁症的复发可能与其讨论应对策略。

二、IPT-A的治疗流程

来访者接受IPT-A治疗通常会进行12~15次会谈,特别强调要在规定治疗时间内每周进行一次固定治疗,这有利于来访者和治疗师推进治疗进程(见表3-1)。

表 3-1 IPT-A 的治疗流程（以共 12 次访谈为例）

访谈次数	流程
第1次	✓ 建立治疗联盟：通过倾听、共情、开放式提问等方式与来访者建立治疗联盟 ✓ 病史资料收集：询问背景信息、回顾情绪发展过程等 ✓ 情绪症状评估：评估安全性和自杀风险，排除 IPT-A 治疗禁忌证 ✓ 健康宣教：给予来访者"有限的患者角色" ✓ 建立 IPT-A 的基本治疗原则：向来访者介绍 IPT-A 的基本治疗结构、注意事项、保密性等 ✓ 梳理人际关系：对来访者进行人际关系调查（即回顾重要的关系），并将抑郁症状与人际关系环境联系起来 ✓ 提出问题领域：确定一个或多个主要问题领域的人际关系困难 ✓ 总结
第2~4次	✓ 每周症状评估：评估来访者当下症状的严重程度、自杀风险、治疗需求 ✓ 建立人际关系清单：帮助来访者重新看待其重要人际关系 ✓ 确定本次治疗问题领域：与来访者详细讨论和确定本次治疗的问题领域 ✓ 关注情感：帮助来访者承认和接受情感，鼓励其释放负面情绪，指导其使用情感来识别和改变人际关系，促进与他人的有效沟通 ✓ 沟通分析：通过回顾来访者过往的人际事件的语言和非语言信息，分析人际沟通中双方一致和冲突的部分，辨别表达方式、情感体验和行为不一致的方面 ✓ 总结
第5~8次	✓ 每周症状评估：评估来访者目前症状的严重度、自杀风险和安全性等 ✓ 回顾上周的情绪状况和人际事件：将情感与人际事件联系起来，对来访者所做的变化做积极反馈，对其挫折予以共情和解释，据此调整治疗方案

续表

访谈次数	流程
第5~8次	✓ 关注情感:帮助来访者承认和接受情感,指导其使用情感来识别和改变人际关系,促进与他人的有效沟通 ✓ 决策分析:与来访者共同制定解决问题的策略和方法,对产生的多种选择方案进行利弊分析 ✓ 形成策略:探讨其他替代方法,鼓励来访者学会改变、调整期望值、争取新的社会支持、掌握新技能等 ✓ 总结
第9~12次	✓ 每周症状评估:评估来访者目前症状的严重程度、自杀风险和安全性等 ✓ 回顾上周的情绪状况和人际事件:帮助来访者将情感与人际事件联系起来,对其所做的变化做积极反馈,对挫折予以共情和解释,据此调整治疗方案 ✓ 角色扮演:鼓励来访者扮演生活中想发展关系的对方角色,来访者能更好地理解自己及其他人的感受和行为,治疗师可在过程中做出评论和指导 ✓ 强化巩固:回顾具体的人际交往策略,分析来访者目前遇到的各种困难的等级,鼓励来访者逐级恢复以往的人际活动,学习新技能 ✓ 与来访者一同回顾整个治疗经历、治疗效果和收获 ✓ 制订针对复发的应急计划 ✓ 评估是否需要进一步治疗

(一)初始阶段

初始阶段包括1~4次会谈,这一阶段的主要任务是收集来访者的病史,评估疾病严重程度,建立治疗联盟,确认抑郁症诊断,获取人际关系清单,共同确定一个或多个问题领域,并建立治疗契约。初始阶段为后续的治疗奠定基础,因此要

建立一个互相尊重、有专业界限、安全的咨询关系,双方在治疗目标上要达成一致。在这一阶段,治疗师有七个目标:

(1) 根据当前的诊断标准,确认来访者抑郁症的严重程度;
(2) 对来访者及其照顾者完成相关的心理健康宣教;
(3) 对来访者进行人际关系调查(即回顾重要的关系),并建立人际关系清单;
(4) 与来访者共同确定一个或多个主要问题领域的人际关系困难;
(5) 向来访者及其照顾者解释IPT-A的理论和目标;
(6) 明确来访者与其父母在治疗中扮演的角色;
(7) 为中期阶段的工作奠定基础。

初始阶段的任务如下:

任务一:仔细回顾抑郁症状

(1) 明确抑郁症的诊断。对来访者抑郁症状进行回顾,可以使治疗师明确DSM-5中抑郁症的诊断,并在治疗前评估共病情况。需回顾的症状主要关于:抑郁情绪、焦虑情绪、自罪自责、自杀意念与行为、快感缺失、分离问题、哀伤反应、反应速度、注意力、食欲与体重、睡眠质量、疲倦、早晚变化、自知力、妄想症状、强迫症状、性症状、绝望感、躯体症状、幻觉等。

(2) 在回顾结束时,应使来访者知道抑郁症是一种有时限的、可以治疗成功的疾病。

(3) 帮助来访者建立抑郁症状与人际关系之间的联系。治疗师应鼓励来访者用自己的语言描述抑郁症状,例如,一些患者会从宗教的角度来看待他们的经历:"上帝是在惩罚我,因为我不是一个好女儿。"这样治疗师才有机会进一步与其探索这些感觉,并将它们放在适当的环境中进行讨论。

任务二:健康宣教

如果来访者被诊断出患有抑郁症,治疗师的首要任务是告诉患者,抑郁症是一种明确的、可以被成功治疗的疾病。如果器质性检查结果是阴性的,治疗师可以告知并安抚患者,任何躯体症状都是抑郁症引起的,而非躯体疾病。重要的是要让来访者明白其自身没有严重的躯体疾病,这并不是在"发疯",只是精神心理障碍,可以得到有效的治疗。治疗师应先与来访者单独会谈,再与其父母进行单独会谈,这样治疗师可以对来访者的抑郁症状及其在家庭中扮演的角色有一个完整的了解,也使治疗更为有效。

任务三:解释可能的治疗方案

来访者及其家人需要掌握一些关于抑郁症治疗方式和治疗过程的知识。抑郁症的预后是很重要的,如果由于某些原因,IPT-A对于该来访者来说不够有效,也还有其他治疗方式可供选择,如其他心理疗法、药物治疗等。

任务四:给予青少年"有限的患者角色"

父母和治疗师需关注来访者是否会因为抑郁情绪而出现社交退缩、疲劳等现象,并借此当作避免社交和参加学校活动的理由。治疗师需解释抑郁情绪对一个人行为的影响,并给予来访者一个"有限的患者角色"。与来访者的父母讨论"患者角色"也是很重要的,特别是强调需支持而不是惩罚他们的孩子。

"有限的患者角色"使来访者得以疏解压力,并在有时限的治疗过程中得到一些额外的支持。治疗师可鼓励来访者接纳自己的现状,并积极接受治疗。除此之外,还需鼓励来访者在家庭、学校和生活中,扮演好过去的社会角色,比如,尽可能坚持每天去上学,尽其所能完成家庭作业,并力所能及地在家里做家务等,在此过程中建议父母给予支持,并鼓励来访者尽可能参与日常活动。

任务五:介绍IPT-A的治疗结构

向来访者介绍IPT-A的基本结构是有必要的,这样可以让其明白治疗师治疗的重点,即尝试缓解来访者正在经历的抑郁症状,并解决与抑郁症状相关的重要人际关系困难。在接下来的几次治疗中,治疗师将专注于了解来访者的人际关系史,以及来访者的情绪和人际关系之间是如何互相影响的。在治疗的中期阶段,治疗师和来访者将共同确定和练习交际策略,以改善人际关系,进而改善其情绪。大多数治疗中,治疗师都是和来访者进行单独会谈,此外会邀请来访者父母或其他重要关系者参加1~2次会谈。

任务六:获得对治疗的承诺和解释第二阶段的治疗目标

治疗师若认为来访者适合IPT-A,应与其开诚布公地讨论这种治疗方式,以表示对来访者的尊重,这样能为治疗师与来访者在整个治疗过程中的合作关系奠定基础,他们将作为治疗联盟,来解决来访者遇到的人际关系问题。与来访者开展关于预后的讨论,可强化来访者对治疗的参与性,以促进其功能的改善。治疗师应让来访者明白治疗需要他们本人的参与,同时治疗师也需要了解导致来访者抑郁症的冲突,并找到解决这些冲突的方法。最后,治疗师应向来访者及家属明确中期阶段的治疗目标和治疗策略。

(二) 中期阶段

中期阶段是治疗的关键阶段,包括5～8次会谈。这一阶段的会谈内容聚焦在初始阶段确定的问题领域,利用多种策略和技巧开展治疗工作,以达到治疗目的,即减轻抑郁症状、解决人际问题、改善人际功能。

中期治疗时来访者的目标包括:①进一步澄清问题领域;②确定解决问题的有效策略;③实施干预措施,以解决问题。至于能否完成这些目标,主要取决于处理特定问题领域的方式,但也有以下一些方式适用于所有问题领域:

（1）当来访者的抑郁症状没有改善,甚至恶化时,加强监测并考虑联合使用其他治疗方法,如药物治疗;

（2）允许来访者讨论与已确定的问题领域相关的主题;

（3）理解来访者在讨论人际事件以及治疗关系时的感受,促进来访者自我暴露自身情感状态;

（4）为来访者安排定期会谈,或电话咨询其父母,以便进行后续的咨询和心理教育;

（5）与来访者的父母保持良好关系与沟通,以便他们能够继续支持治疗。

1. 治疗中的角色

在治疗中期阶段,来访者逐渐能够自发地积极寻找问题的解决方案,也能更开放地讨论其人际关系和自我感受。治疗师鼓励来访者谈论过去一周中发生的与问题领域相关的事件,并描述自身处于这些事件时的感受,让来访者能将事件与问题领域联系起来,从而联结到他们的抑郁症状。治疗师可帮助其澄清问题,并与其讨论应如何改善或应对情境。治疗师可以向来访者反馈抑郁症状的改善,以及过去一周所习得策略的使用进展,以鼓励来访者继续做出改变。

这一阶段,治疗师的角色也从治疗的主导者逐渐转变为倾听、分析和解决问题的辅导者。一般来说,治疗师应在初期治疗中保持主动,例如和来访者共同决定治疗的重点,讨论前一周的事件和感受,并澄清冲突、形成解决方案。此后,治疗师会监测来访者抑郁症状的改善情况以及自我暴露程度,决定是否有必要改变治疗的重点。随着来访者逐渐能主动描述与问题领域相关的事件以及与这些事件相关的感受,治疗师的角色便可以变得稍微不那么主动。

2. 中期阶段会谈的结构与焦点

中期阶段的会谈焦点在于治疗契约中所讨论的人际问题领域主题。会谈从一般性问题进展到特定情境中,形成解决方案,最终改变行为和尝试新的解决方式。治疗师通常会在总结时回顾会谈主题以及它们与问题领域之间的关系。为了提高治疗效果,治疗师和来访者需在会谈过程中不断评估最初制定问题的准确性,保持对问题领域的讨论;如果会谈进展困难,治疗师有必要与来访者回顾当时选择这一特定问题领域的原因,并讨论更换问题领域的可能性。

中期治疗阶段的重点在于,要让来访者学会将所习得的策略应用于治疗以外的关系中。在这一阶段,治疗师可以直接教授他们如何与人进行沟通,例如通过回顾过往人际事件的语言和非语言信息,分析沟通双方一致和冲突的部分,辨别表达方式、情感体验和行为不一致的方面,在此基础上,与来访者共同制定解决问题的策略。通过掌握沟通分析、决策分析技巧,来访者再尝试进行角色扮演,从而学会改变关系,争取新的社会支持,这样治疗效果往往会事半功倍。向治疗师学习沟通策略后,来访者可能会在家中尝试运用这些策略,然后在下次治疗中描述他们的成果或遇到的困难。治疗师应该监测来访者在学校和家里的表现,以更好地了解问题所在和来访者的改变。对于来访者来说,这意味着要定期评估自己在学校及家中的表现。治疗师在获得来访者最新的人际关系信息时,可能需要考虑重新修订治疗重点。

3. 总结

在治疗中期阶段,治疗师将治疗的重点聚焦在一个特定的问题领域,帮助来访者练习并熟练掌握策略,以澄清和解决问题,而这些结构化的策略需要其父母的积极参与。治疗师在治疗的每个阶段都要继续进行健康宣教,阐明识别问题的过程,澄清问题,制定并应用策略,使来访者获得能够增加人际自信和改善功能的技能。在中期阶段结束,结束阶段即将开始时,治疗师与来访者回顾这些步骤,帮助来访者在未来的类似情境中更好地独立使用所学技术。

(三) 结束阶段

结束阶段包括2～4次会谈,治疗师需要明确指出治疗即将结束,检查治疗效果,并做好来访者因治疗结束出现情绪反应的准备。在本阶段,治疗师和来访者对治疗过程进行回顾,总结治疗中的收获,确定未解决的问题,并就抑郁症的复发讨论合适的应对策略。治疗结束后,部分来访者能够达到症状缓解的效果,能够逐渐回归正常生活;但也有部分来访者存在高复燃风险或疗效不明显的可能性,这种情况下,就需要继续治疗或调整治疗方案。

1. 与青少年进行结束治疗

治疗的结束阶段应包括对治疗过程的回顾,回顾的内容有学习的策略、发生的变化以及未完成的改变,为结束后的人际关系处理做好准备,以及评估来访者是否需要进一步治疗。当治疗师提出即将结束治疗时,也应继续对确定的问题领域进行讨论。结束治疗阶段的主要任务包括:

(1) 让来访者描述对结束治疗的感受;
(2) 与来访者回顾过往抑郁症的预警症状;
(3) 确认来访者目前的人际交往能力;
(4) 与来访者一同回顾有效的人际交往策略;
(5) 讨论在未来情景中来访者应如何应用人际策略;
(6) 评估是否需要进一步治疗或调整治疗方案。

与青少年进行结束阶段治疗时的任务如下:

任务一:描述对结束治疗的感受

在结束阶段,来访者最难面对的问题之一是即将失去与治疗师建立起来的关系。对于来访者而言,治疗师除了能提供之前生活中可能缺失的支持外,也常成为他们人际关系中的榜样。因此,在结束治疗前几周,治疗师应该提醒来访者,他们的治疗关系即将结束,并询问来访者得知即将结束治疗时的感受。治疗师必须解决来访者在即将失去这种治疗关系支持时产生的担忧,并确定其是否拥有其他人际支持,否则抑郁症复发的可能性就会增加。治疗师需要战略性退出这种过度依恋对象的角色,同时保持必要时可以随时重新激活的治疗联盟。当治疗师退出后,其他人可以填补这个空缺,治疗师和青少年可以共同研究如何实现这一点。治疗师应该用合理的方式,将结束治疗的感觉与特定的问题领域联系起来,而这种感觉可能类似于来访者在角色转变前所经历的,或者可能与在悲伤反应(复杂哀痛)中产生的感觉相当。

任务二:回顾抑郁症预警症状

结束治疗前,治疗师要回顾在初始访谈中获得的抑郁症状清单,以及双方在人际关系清单和治疗中描述的问题领域。治疗师和来访者会根据治疗进展,把这些症状和冲突分为三类,即抑郁症状、父母和来访者之间的冲突、确定的问题领域。

任务三:确认人际交往能力

在整个结束阶段中,治疗师与来访者讨论治疗中取得的进展,以帮助他确认自己的人际交往能力。治疗师应该关注最初制定的治疗目标、所取得的进展和来访者所学习的策略,以期来访者在未来生活中能独立应用。每个来访者都有特定的治疗目标,并将在治疗过程中得到不同程度的实现。在回顾治疗进展时,治疗师应使来访者认识到,人际交往能力的提升不仅仅是治疗师的工作成果,也是来访者自身积极接受治疗和努力改变的结果。

任务四:回顾有效的人际策略

在治疗结束阶段,要与来访者回顾那些运用过的成功解决问题的人际策略。如果这些策略能够在中期阶段得到很好的应用,通常会使来访者在以后的生活中更容易继续应用。通过讨论,治疗师逐步培养来访者的社交能力,并增加来访者对这些策略的熟悉程度。治疗师鼓励来访者慢下来,回顾人际事件,并总结如何在这些情况下使用习得的策略,这样可在一定程度上避免导致抑郁症复发的人际关系问题再次产生。

任务五:讨论在未来情景中如何应用人际策略

治疗师还可以鼓励来访者预设未来可能带来压力的特定情境,并引导其设想在这些情况下如何使用新技能,这不仅可以帮助来访者提高自尊心,还能让他感到自己有能力处理未来的人际关系。治疗师应该帮助来访者识别出生活中可能提醒他使用并支持他使用策略的人,使其认识到人际关系改善和情绪改善之间的联系。治疗师还要和来访者共同确定如何在未来特定问题领域中改进人际策略,并在此基础上使其获得对重要人际关系的满足感和新关系的发展。

任务六:评估是否需要进一步治疗或调整治疗方案

在结束治疗阶段,如果来访者没有达到预期的治疗效果,治疗师就需要开诚布公地与来访者及其父母讨论这个问题。在这种情况下,来访者的抑郁症状通常已经得到部分改善,但仍有一些症状存在。接下来,治疗师需要与来访者及其父母共同讨论这些症状是否需要进一步的治疗,探讨进一步治疗后抑郁症状是否会有所改善,并分析进一步治疗的利与弊。在治疗师对来访者抑郁症状的严重程度进行评估后,必须由来访者父母、来访者和治疗师一起做出最后的决定。

2. 与来访者家属进行结束治疗

结束与来访者的会谈也意味着结束有关这个家庭的治疗。在这一阶段,治疗师会和来访者进行最后一次单独治疗,之后再进行一次家庭治疗。在与来访者的家人见面之前,治疗师会先与来访者探讨,了解来访者想和父母分享什么以及不想分享什么,从而保护来访者的隐私。在家庭治疗中,治疗师会与来访者家属共同回顾来访者的抑郁预警症状、初始治疗目标、目标的实现,以及治疗所带来的家庭互动和功能改善。治疗师还需告知家属,在治疗结束后来访者仍存在抑郁症复发的可能性,如果有需要,治疗师也应该针对未来来访者抑郁症复发的处理方式与之讨论。

3. 总结

良好的治疗经历对于来访者来说是非常宝贵的,能够帮助他在未来的生活中应用所学策略,用更圆满的方式处理人际关系。当症状没有完全缓解,或出现其他问题导致来访者功能受损时,可能需要进一步的治疗。结束阶段能让来访者及其父母一起回顾来访者在治疗过程中所做的努力和取得的进步,并讨论仍需要努力的问题领域,从而做出进一步的治疗决定。

(刘志芬、钟沛然)

第四章

治疗初期

भारत में

案例呈现

小丽是一名12岁女生,身材极瘦,个子高,皮肤白,穿戴普通,性格安静内敛。目前初一在读,成绩中等偏上,但老师和母亲都对小丽的学习要求比较高,常常对其考试成绩不是很满意,因而小丽学习压力较大。小丽曾在小学阶段遭遇霸凌,而其中一名在小学霸凌过小丽的同学现在恰好在其隔壁班。半年前,小丽晨跑时不小心撞倒对方同班的同学,那名同学便又开始对小丽进行讥讽辱骂,比如在上学路上遇到小丽时会说"晦气",称其为"搅屎棍"等。而之后,小丽感觉那个班的同学总是对自己指指点点,似乎在议论自己。由此,小丽开始出现情绪低落、厌学等消极情绪。她在学校里时常感到压力很大,会努力控制情绪,独处时会哭泣;她觉得告诉老师和家长没有用,因此也不会和他们倾诉;上课注意力不集中,经常走神发呆;身体上有诸多不适,在学校会莫名变得很紧张,出现身体发抖、头晕头痛、皮肤麻木等;睡眠质量变差,入睡困难,睡觉前经常胡思乱想,哪怕睡着了也总是会惊醒,有时候会做噩梦;胃口比较差。

IPT-A初始阶段是围绕着IPT-A的主要目标,即减轻来访者抑郁症状及改善人际关系问题来进行的。在初始阶段中,IPT-A治疗师致力于了解和评估来访者的抑郁症状,获取其人际关系清单,确定一个或多个问题领域,并与来访者协商之后签订治疗合同等。具体任务如下:

(1) 评估来访者的抑郁症状;

(2) 对来访者进行心理健康宣教;

(3) 给予来访者"有限的患者角色";

（4）向来访者及其家人解释 IPT-A 的理论基础；

（5）制定人际关系清单；

（6）明确问题领域；

（7）建立治疗联盟。

本章节对初始阶段的主要流程进行简述，并对初始阶段的几个重点任务应如何开展进行详细介绍。

第一节　评估与诊断

一、症状的评估与诊断

在正式开始IPT-A治疗前,治疗师需要对青少年进行全面的评估,这也是任何心理治疗开始前都需要完成的工作。在这个阶段,要对来访者当前的症状以及既往病史、家庭关系、发育发展情况、家族史、学业及社交状况等信息进行详细的收集。治疗师除了要从来访者这里获得直接信息,也需要从来访者的家庭成员、学校老师等处获得相关信息,以全面、系统地做出评估。治疗师除了与来访者构建良好的咨询关系外,也需要评估IPT-A治疗是否适合来访者。

预访谈阶段,一般就是治疗师第一次见来访者。通常情况下,青少年来访者是父母陪同前来的,当然也可能有其他家庭成员,例如祖父母、叔叔、阿姨等。在预访谈时,治疗师可以先与青少年及其家庭成员见面,共同讨论来访的目的、治疗目标和治疗设置,以及需要采用的评估工具。讨论完这部分后,治疗师要单独与来访者进行访谈,如果来访者的父母想要参与进来,需要征求来访者的意愿,来访者可以自由选择单独访谈或者与家属一起。若治疗师感受到来访者父母强烈地想要参与而来访者不太愿意,可以告知其父母:结束单独会谈后,治疗者还会与父母再做访谈。

接下来,治疗师会和来访者进行单独会谈,在这个阶段中,治疗师会和来访者讨论相关保密议题,要明确保密例外及保密内容,同时对其说明:日常生活中需与家属保持沟通,让他们了解其困境,参与到治疗中来,这样会对治疗有很大的帮助。

治疗师与来访者进行单独会谈

治疗师:接下来,我们将讨论一下保密协议。我们的咨询内容都是保密的,但同时存在保密例外。保密例外是指当你出现消极念头、产生可能伤害自己或他人的冲动,或者出现相关行为的时候,我们就不能保密了。这个你可以理解吗?

小丽：可以，但很多时候我只是有一些想法……一些不太好的想法，我知道自己是可以控制的，不会做出过分的行为，我也不希望让父母知道，让他们担心，这会让我有心理负担。

治疗师：我可以理解你的顾虑，的确会这样，如果让他们担心了，你心里就可能有压力。可你想过没有，这种消极念头的出现往往意味着抑郁的问题比较严重，让他们知道你的病情在变化，知道你需要进一步的帮助，这是很重要的。你也应该清楚，当念头变成冲动的时候，是很难控制的，就像你上次那样。

小丽：是的，那好，我同意保密例外。

此外，单独会谈时，治疗师还需要询问来访者参与心理咨询的目的和动机，采集来访者当前的症状、既往史，评估其社会心理功能、物质滥用情况、异常行为及自杀风险，了解其由抑郁导致的学业、社交及家庭环境问题。掌握这些信息后，治疗师才能判断来访者是否适合采用IPT-A进行治疗。

根据IPT-A的任务要求，评估和诊断抑郁症状是首要任务，这是有效治疗的前提。对于精神科医生来说，需完整收集以上所述有关来访者的相关资料，根据抑郁症的诊断标准，如DSM-5或《国际疾病分类》第十一次修订本（ICD-11）进行问诊，结合临床经验和其他信息形成初步的诊断。由于当前的法律限制，心理治疗师不能出具疾病诊断，但仍可以通过对来访者症状表现的观察，描述来访者当前的情绪状态、兴趣、动力、思维、自我评价、睡眠饮食、社会功能、是否存在消极观念以及自杀风险等，进而形成对来访者当前状态的理解，形成相应的处理建议。在客观化评估抑郁症状时，我们推荐使用心理健康量表对来访者的症状进行评估，可以采用针对青少年来访者的儿童抑郁评定量表（Children's Depression Rating Scale, CDRS），也可以使用通用的心理健康量表，比如汉密顿抑郁量表（Hamilton Rating Scale for Depression, HRSD）和贝克抑郁量表（Beck Depression Inventory, BDI）。我们之所以推荐采用量表评价，是因为很多时候，青少年来访者不太能意识到自己的抑郁情绪。采用量表进行评估的好处是可以系统地评估他们的抑郁症状。如果单独由来访者进行自我陈述，他可能会忽略一些重要的症状。

首次会谈时，治疗师会对来访者的症状进行完整的回顾，并在之后的每一次会谈中，都再次对来访者的症状进行简短的回顾。治疗师会在每次治疗开头大约花10分钟回顾来访者之前存在的症状，并始终监控来访者的自杀意念或行为。这也是人际心理治疗的特点。

治疗师要指导来访者学会评价自己的情绪。通常采用1~10计分法进行评价：1分是最糟糕的，10分是正常的愉悦情绪。在每次会谈开始前，治疗师会让来访者评出他们本周的情绪平均分，以及最高分和最低分。同时，需要与他们探索是什么事导致了这周最开心的情绪和最糟糕的情绪，继而帮助他们将人际、事件和情绪变化联系在一起。这样，可以让他们觉察到自己的情绪变化模式，将特定的人或事与他们的情绪联系在一起。

治疗师了解及评估来访者的情绪后，还需要从其家长那边获取更多相关信息，以更好地理解青少年的现状。需要了解的信息包括家长眼中青少年的情绪改变，现在和过去的症状及其不良影响，同时还需要获取青少年的既往史、发育发展情况以及家族史等重要信息。

家庭访谈极为重要。由于青少年与家长对抑郁症的认识有所不同，治疗师可以从不同的角度去了解青少年的情况。家长对青少年的了解，或者对一些事件的评估会与青少年本身存在明显差异，而这些差异也可能是导致青少年情绪不良的因素之一。了解完青少年和家长提供的有关当前问题的信息后，针对这个差异，治疗师可以找到问题的关键点。同时，这也是一个对家长进行心理健康宣教的机会。

二、对来访者进行心理健康宣教

当来访者确诊抑郁症的时候，治疗师需要对来访者进行有关抑郁症的心理健康宣教。很多青少年来访者对抑郁症存在一些误解，例如可能会想得过于严重，将抑郁症与自杀的结局联系在一起，感觉治愈是无望的；也可能想得过轻，认为不一定需要心理治疗或者药物治疗。治疗师要对来访者的具体抑郁症状进行分析、总结。例如来访者早上会觉得起床困难、很疲惫，将其归于自己懒惰，治疗师要清晰地告知来访者这属于抑郁症状，叫作动力不足。

除分析症状外,治疗师还要将抑郁症流行学发病率、各种影响因素、各种治疗手段等科普给来访者。虽然青少年抑郁症在全球非常普遍,且时点患病率接近8%,但当青少年来访者得知目前有很多针对抑郁症的治疗手段的时候,他们当中的很多人都会松一口气,也会对预后重燃希望。

三、对家长进行心理健康宣教

IPT-A治疗师虽然是在针对青少年来访者进行工作,但实际上也要与这个家庭一同工作,让家庭参与进来是IPT-A很重要的任务。在中国,去做心理咨询本身可能就会带来比较大的压力,来访者及其家长可能会有比较明显的病耻感。为了让来访者家庭与治疗师构建良好的联盟关系,治疗师首先要对来访者及其家长进行心理健康宣教,消除其对心理疾病的误解,降低其病耻感,并且树立来访者和其家长对治疗的期望。

在初始阶段,治疗师会与家长进行访谈,心理健康宣教的任务也包含其中。这个阶段的任务详细如下:

(1) 对家长进行有关抑郁的心理健康教育;
(2) 纠正家长对青少年疾病的错误认知;
(3) 与家长讨论保密相关的议题;
(4) 讨论家长在青少年治疗中的作用;
(5) 鼓励家长与治疗师一起治疗他们的孩子;
(6) 讨论IPT-A的目标和基本理论。

具体来说,在这个阶段主要是对家长进行心理健康宣教,让他们能了解到孩子的一些异常行为是源于抑郁,比如懒散的行为是抑郁的症状之一;同时向家长科普抑郁的发病率,这样有助于家长正视抑郁症,给予来访者足够的支持。还需要向家长介绍常用的抑郁症治疗手段,同时解释为何要对他们的孩子进行IPT-A治疗。讨论保密协议的部分与其他心理治疗是相同的。治疗师还需要和家长讨论他们在治疗中的作用。需要明确的一点是,IPT-A是个体心理治疗,虽然有时候需要家长参与到治疗中,但大多数会谈都是青少年独自完成的。而另一个重要的点是,需要让家长知道,虽然治疗师是单独和来访者见面的,但家长才是在大部分时间里与孩子在一起的人,所以家长会掌握一些治疗师所不了解的重要信息。在下一次治疗开始前,治疗师可以与家长进行一些简短的谈话,获取更多相关信息。最后,要向家长解释IPT-A的基本理论和目标,让其知道IPT-A主要针对青少年的人际关系问题,这个议题往往和来访者的抑郁症相关联。

家长会谈阶段

治疗师:之前和您的孩子进行会谈和评估之后,我认为她存在比较明显的抑郁症状。

家长(父亲):抑郁?有那么严重了吗?她不过是比较敏感,想得比较多,在学校里发生的事情,我也从老师那边了解到了。我想,谁读书不会遇到一些事情啊,这些问题都需要她自己克服。医生,您看会不会是因为她想逃避学习,所以才表现出症状特别严重的样子?

治疗师:根据诊断标准和心理评估结果,我们可以明确您的孩子存在抑郁症的问题。就好像之前您提到她对学习不太感兴趣,早上起床比较磨蹭,这也是抑郁症的症状之一。抑郁症的症状,包括情绪低落,体验不到愉快的感受,兴趣减少,动力下降,睡眠不佳和食欲减退等。【对家长进行有关抑郁的心理健康宣教】

家长(母亲):听您这么一说,她这个样子的确有一段时间了。我以为是因为她到了青春期,情绪波动很正常。再说,她一直以来性格内向,在家里比较安静,话少。我只是觉得她对学习越来越不上心,有时候对她提出一些学习上的要求,她就会感到很烦躁。我以为她是到了叛逆期才会这样的。

治疗师:虽然进入青春期,孩子的行为会有变化,但您的孩子目前的情绪一直处于比较低落的状态,根据她的描述,她也很少体验到愉快的感觉。在学习上,她并没有特别想要逃避的意思,但的确会有一些困难,上课注意力不太能集中,记忆力也没有之前那么好,这其实是抑郁症带来的影响。所以她其实处于一个很困难的状态,除了要应对抑郁情绪带来的各种影响,还要确保日常学习能够照常进行。这对她来说是很不容易的。【纠正家长对青少年疾病的错误认知】

家长(父亲)：那抑郁症会不会很严重，是不是治不好，要终生服药？

治疗师：你们也不要过于担心。在青少年阶段，抑郁问题的发病率接近8%。我们目前对抑郁症的治疗比较系统，药物治疗是临床常用的办法。此外，WHO也推荐使用认知行为治疗、人际心理治疗等心理治疗的方法来治疗抑郁症。【对家长进行有关抑郁的心理健康宣教】

家长(母亲)：我真的很后悔之前对她那么严厉。那我们现在做点儿什么，才能帮到她？

治疗师：父母能理解到她的困境，对她来说是很重要的支持。同时，我们也要理解，她生病了，所以对一些困难暂时没办法应对，父母需要和学校保持沟通，以缓解她的压力。我们的IPT-A治疗，基本上以青少年的个体治疗为主，我们大部分的心理咨询都会和您孩子单独进行。但作为父母，你们肯定是最了解她的人，你们每天和她生活在一起，会发现很多她自己没觉察到或者没有和我们治疗师讲到的重要信息，所以在接下来的治疗中，我会和你们保持沟通，一起努力。【讨论家长在治疗中的作用，鼓励其作为专家与治疗师一起工作】

四、评估IPT-A的适用性

治疗师获取来访者的全面信息后，就可以评估IPT-A的适用性。IPT-A适用于11~18岁患有抑郁症的青少年，如果治疗师与来访者都认同是其人际关系的困难导致当前的问题，同时来访者有足够的治疗动机，愿意在治疗期间接受一对一的治疗，来访者的家长同意进行心理治疗，那么此时选用IPT-A作为治疗方法就比较适合。对于因明显人际事件触发抑郁情绪的青少年来访者来说，IPT-A是一个很合适的治疗工具。然而，当来访者存在严重自杀风险、有严重精神障碍、自知力不全时，就需要采用其他方式治疗。在来访者被诊断为双相情感障碍、物质滥用、品行障碍、焦虑症等时，IPT-A的适用性还需要循证医学的进一步验证。

在访谈评估的最后阶段，治疗师对来访者是否采用IPT-A方式治疗进行确认，激发其参与治疗的动力，同时与来访者及家长进行心理健康宣教，告知他们来访者的抑郁诊断、发病程度、可以采用的治疗手段和将会采用的治疗方案，以及在心理咨询外的时间出现特殊情况要如何处理等，并约定下一次会谈时间。

第二节　赋予"有限的患者角色"

治疗师可以将"有限的患者角色"这一概念代入医学模型之中，向青少年及其父母进行解释。治疗师可以将抑郁症类比成其他躯体疾病，比如得了肺炎将如何影响青少年的各种功能。"如果得了肺炎，可能有好几周都没办法工作或者学习，需要治疗、需要休息，要很久之后才能恢复精力。这和抑郁症的症状是类似的，如果得了抑郁症，患者可能也会没有精力去正常地工作、学习，患者的学习和生活会受到影响（比如学习成绩下滑、对课余活动缺乏兴趣等）。"然而，如果想要恢复得更好，治疗师也要鼓励青少年尽量多参与日常活动，同时要调整青少年及其父母对青少年学业表现的预期，鼓励父母减少对孩子学习表现方面的批评，给予更多的支持与鼓励。

在医学模型的理论框架下，给予抑郁症青少年"有限的患者角色"，可以让其理解患有抑郁症不是自己的过错，从而减轻青少年的自罪感、自责感，把症状正确归于疾病本身。IPT-A强调的是"有限的患者角色"，这一点与IPT的"患者角色"不同，这是因为成人与青少年自我约束能力之间的差别较大，若赋予青少年患者的角色，他们可能会不去上学，不参加社交或者其他日常活动，进而造成人际孤独，加重抑郁的症状。因此，治疗师要尽量鼓励青少年维持日常的学习与社交生活，尽管他们生病了，可以适当减轻一些压力、降低要求，但仍然可以去上学，参加一些原来感兴趣的活动。这就是"有限的患者角色"的意思。

小丽：我现在越来越没办法去学校上课了，我觉得自己的注意力不能集中，也不能完成作业，我很担心自己的学习。如果成绩降下来的话，我妈妈肯定又要批评我了，给我报的辅导班也会更多。

治疗师：注意力不集中和没有上学的动力，都是抑郁症的症状，不光你一个人会出现,别的患有抑郁症的青少年也会有类似困扰。这是因为生病了。

小丽:生病？可我总是被他们说太敏感,内心太脆弱。我妈妈总让我坚强一些,她说只要我少胡思乱想,自然就会开心起来。我的学校作业做不完,很焦虑,同学却说抑郁症患者可以不用做作业,所以他们也想得抑郁症。我听到这些话就会特别难受,我也做不到控制自己不去胡思乱想。

治疗师:那是他们并不了解心理疾病也是一种病,其实和得了其他疾病是一样的。如果你今天骨折了,打着固定石膏而不能去跑步,这是不是很正常的情况？

小丽:那当然,之前我同桌骨折了,大家都很照顾他,也觉得他坚持上学很了不起。

治疗师:所以,抑郁症其实就是生病了,和骨折所面临的情况一样。你之前说的那些症状,影响了你的学习状态,就和骨折后没办法很好地走路是同一个道理。在抑郁症的状态下,控制不住胡思乱想也是很正常的,就好像你感冒了,没办法控制自己不咳嗽一样。

小丽:我有时候早上起来就不想去学校,感觉很累,想着还是躺在床上算了。可是在家里也很无聊,什么都不想做,而且不去学校,我担心爸爸妈妈会不高兴。

治疗师:的确会这样。不过,你能对抗抑郁情绪,然后去学校上学,真的很棒！在学校里,你是否会有一些感觉不错的时候？

小丽:嗯,和好朋友在一起的时候,会感觉开心。我喜欢美术课,我感觉上美术课时比较专注。

治疗师:对啊,虽然你生病了,但还是可以做一些事情,可以见朋友,可以参加一些原本感兴趣的活动,这对你的情绪恢复很有帮助。你可以坚持上课,但如果有时候真的没办法完成作业,也没关系,我可以与你的父母和老师沟通你的情况,给你一些额外的支持和帮助。

第三节　确定问题领域

这个阶段的治疗重点是了解来访者的人际关系,明确问题领域。治疗师需要弄清楚来访者生活中的重要他人,明确这些人在来访者的抑郁情绪变化中都扮演着什么样的角色。治疗师通过人际关系调查完成人际关系清单的制定,与来访者一起探索引起当前抑郁情绪的问题可以归于哪个问题领域,最后做好准备,进入治疗的中期阶段。

一、制定人际关系清单

在这个任务中,治疗师通过系统地回顾来访者当前和既往的人际关系,并对其进行梳理,明确来访者在发展新的人际关系时面临的问题及挑战,并且以结构化形式进行呈现。治疗师不仅要识别来访者问题性的人际关系,还需要发现其支持性的人际关系。这不仅仅可以让来访者在治疗之外得到更多的社会支持,还可以让他们意识到自己是如何发展这些成功的人际关系的,从而将这些人际技能应用在那些不太成功的人际关系中。此外,治疗师还会帮助来访者识别发展新的人际关系所需要的技能。

人际关系圈是一个有效而可靠的工具,它可以通过可视化的图形对来访者的人际关系进行呈现。通过人际关系圈,治疗师可以请来访者谈论,在他们生活中,特别是当下处于抑郁状态时,那些对他们来说重要的人各自会有怎样不同的作用。可以请来访者自己对当前的人际关系进行分类,把重要的、密切相关的或者当下感觉依恋的关系放在最中间的圈内。接下来,可以请来访者选择几个重要他人进行讨论。治疗师需要注意在最亲密的圈里,哪些是来访者的家人。因为有时候,家人不一定在最亲密的圈里。治疗师要注意到哪些人没有出现在人际关系圈里,或者直接在人际关系圈外,并对此进行简短的讨论。因为虽然有些人不在这个人际关系圈里，但这些人还是会对青少年产生巨大的影响。

在梳理人际关系的过程中，治疗师需要与来访者谈论某段特定的人际关系正面和负面的影响，了解他多久会与这个人见面，见面的时候都做些什么，他是否对这段关系有什么期望，而这段关系是否满足了他的期望，他是否会和这个人争论，当他们争论的时候都发生了什么……进而试图描绘来访者与这个人交流时的场景以及他们处理问题的方式，讨论来访者的抑郁症是否影响了这段关系。而最重要的一个问题是，要询问来访者想要改变这段关系中的什么，什么样的改变会让他感觉好一些。此外，治疗师还要询问来访者有无重要生活事件发生，是否有重要他人过世，是否有人给来访者的生活带来重要的改变，讨论一下这些改变是否与抑郁症的发生相关联。

治疗师与小丽进行人际关系清单构建的谈话

治疗师：我发现你在画人际关系圈的时候，有一个人从里圈到了外圈。我们可以讨论这个人吗？

小丽：这是我小学的一个朋友，现在……已经不太联系。

治疗师：所以你原本和她关系很好，那后来不太联系的原因是什么？

小丽：我们就读于不同的初中，一开始我们还会在微信里聊天，慢慢地，我感觉她回复我消息总是很慢，而且每次都是我主动凑时间去找她，这可能是她妈妈限制她玩手机，加上补习班太多的原因，总之我们的交流不再密切。现在我也很少和她说话了。

治疗师：听起来好像是因为沟通时间少了，进而使关系慢慢疏远了……还有别的原因吗？和你的抑郁情绪有关系吗？

小丽：这么说来，有点关系。那段时间我非常懒得说话，她的确也会和我聊一些她自己的事情，但我很累，也会觉得厌烦，就回复得很简单，后来彼此都不太乐意多说什么了。

治疗师：嗯，的确是的。在抑郁情绪中，人会变得不想说话，社交活动也会减少。她可能也不太清楚你的变化和抑郁情绪有关系吧。

小丽：是的，我没有和她说过我的抑郁情绪，我觉得对好朋友表达太多负面情绪，会给她带来"精神污染"。我也不想给她造成心理负担。

二、明确问题领域

治疗师可以通过人际关系清单的梳理来找出到底哪个问题领域是治疗重点。在IPT-A中，问题领域与IPT的是一样的，都是四个，即悲伤反应（复杂哀痛）、角色转换、角色冲突和人际缺陷。

（一）悲伤反应（复杂哀痛）

对于青少年来访者来说，悲伤反应（复杂哀痛）领域指的是某段人际关系的丧失，它不仅仅包括青少年来访者的重要他人的过世，还包括宠物的去世等。IPT主要关注来访者的异常悲伤情绪，而在IPT-A模型中，青少年来访者正常的反应也被纳入治疗范畴中，因为其中也可能存在明显的抑郁症状。

（二）角色转换

指来访者的生活变化，这些生活变化改变了他们的角色，包括积极的生活变化和消极的生活变化，在一些特定的情境下，积极的生活变化和消极的生活变化同样可能诱发抑郁症。对于青少年来访者来说，一些生活事件，例如升学、好朋友搬家、父母离异等，可以被归纳进角色转换的问题领域中。

（三）角色冲突

指来访者与生活中的重要他人发生了矛盾冲突，或者在重要的关系中出现了分歧与争执，例如与好朋友吵架绝交、发生亲子冲突等。

（四）人际缺陷

就是指那些与社会有一定隔离的，在人际关系圈中没有放进去很多人的来访者，以及那些因为长期抑郁而被动社交，没办法融入正常社交团体的来访者。

在明确问题领域的过程中，有几个假设问题是需要加以解决的：

（1）来访者如何逐渐变得抑郁？

（2）哪些因素维持了当前的抑郁状态？

（3）有哪些可以做的事情能帮助青少年改变他们的人际关系？

治疗师要想明确问题领域,需要先验证患者的经历和理解问题的方式。具体地说,如果治疗师的人际关系清单完成得很好,就能快速明确具体的问题领域,继而形成有效的治疗方案。治疗师需要顺着人际关系清单去标注一些治疗重点。例如,当发现来访者和母亲之间的矛盾与其抑郁情绪紧密相关时,治疗师可以说:"这件事看起来很影响你的情绪。我们会讨论将其纳入治疗方案。但我们还需要继续讨论你与其他的人际关系,再决定哪个是治疗重点。"同时,治疗师要给来访者带去治疗的希望,让来访者认识到他是可以得到具体帮助的,比如说:"你可能存在一些沟通上的困难,但我们后面可以学习一些人际沟通的技巧。我有信心帮助你和妈妈进行更好的交流。"

在这个阶段,治疗师可以对来访者的问题进行解释及概念化,让来访者理解到自己当前的情绪状态受到了生理、心理、社会等各种因素的影响。同时,治疗师也会邀请来访者参与到个案概念化的过程中,请他们完成下图内容(见图4-1)。

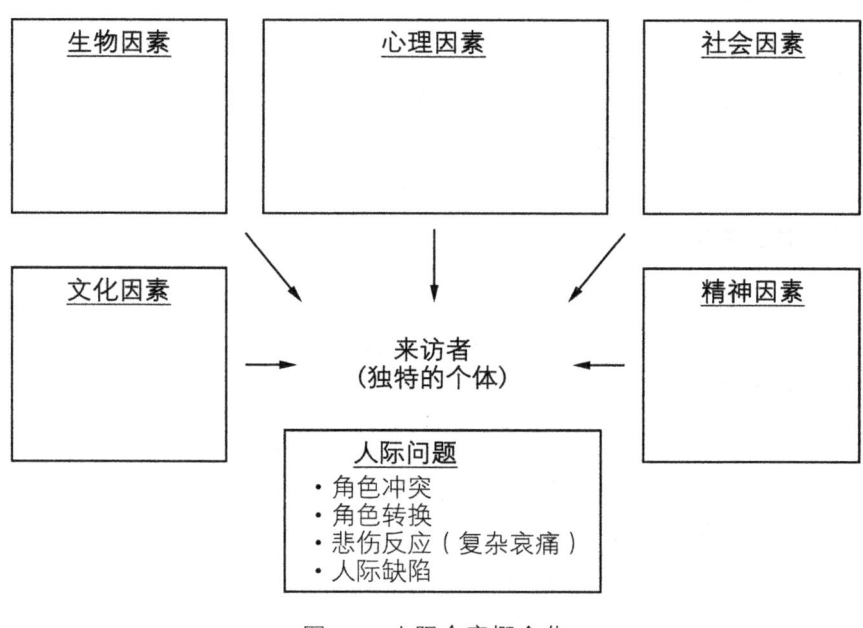

图4-1 人际个案概念化

治疗师在与来访者一起概述当前问题的过程中,可以协助来访者用自己的语言去解释现状。一方面,可以让来访者对自己的问题有充分的了解;另一方面,可以激发来访者的治疗动力,强调他本人的主动性,也构建了治疗联盟。

(五) 明确问题领域的挑战:多个问题领域

在临床案例中,来访者会出现多个问题,可能也涉及多个问题领域,对于这样的案例,明确问题领域是一个很大的挑战,而其中关键是分辨出主要和次要的问题,治疗师需要仔细聆听来访者的叙述,分辨出是哪个问题引起以及维持了抑郁状态。同时,多个问题领域意味着来访者存在比较多的问题需要解决,治疗师可以随着人际调查,将这些问题重点标注出来,留意这些事件与来访者情绪的关系,继而在后续治疗中采用 IPT-A 的干预策略和技术,帮助来访者解决这些问题。

IPT 治疗是有时限的、短程的,IPT-A 也不例外。在这种常见的多个问题领域的挑战中,治疗师需要着力澄清症状起始与诱因的关系。需要注意的是,在梳理人际关系清单的过程中,我们应关注更容易得到改变的问题领域。人际缺陷这个领域不是首选,因为这是一个长期存在的问题,短时间内会比较难以撼动。治疗师也需要坦诚地告诉来访者 IPT-A 的适用范围,这种真诚的态度有利于良好咨询关系的建立。

第四节　建立与患者及家庭的治疗联盟

在IPT-A模型中,建立治疗联盟的过程包括概述青少年和家长在治疗中的角色、确定治疗目标、澄清对治疗的期待、讨论设置,以及概述治疗中可能会遇到的各种问题,并灌注治疗希望。

在这个阶段,治疗师需要帮助来访者真正承诺接受治疗。首先,我们要了解的是,人们通常更容易被自己发现的原因所说服,而不是那些别人灌输的思想。因此,想要来访者能真正承诺接受治疗,治疗师就要协助来访者表达其需求。治疗师可以帮助来访者及其家属看到来访者当前心理健康状态与理想状态之间的不匹配,帮助他们看到来访者的现状并非他们所希望的,让他们知道来访者的现状与自己所渴望的样子存在一定差距。

其次,治疗师还可以通过发掘来访者的能力来提高其自我效能感,鼓励来访者在治疗过程中发挥自身优势去解决问题。治疗师需要让来访者相信:自己才是解决自身问题的专家。治疗师还可以先了解来访者为解决当前问题所做过的努力,如是否曾寻求帮助,是否通过网络等方式寻找过自助策略,是否曾接受过心理治疗,是否了解曾经的心理治疗是否有效、发展了哪些能力等。同样地,也要挖掘来访者家庭的资源,让来访者父母充分发挥他们的作用,让其父母清楚家庭关系是重要的人际支持,对青少年来访者来说尤为重要。

最后,治疗师可以与来访者一起制定几个治疗目标。人际功能的改善与抑郁症状的缓解都是IPT-A治疗需要达到的重要目标,通常会同时发生。由于IPT-A是短程的、有时限的,因此,治疗师需要与来访者制定一个在有时限的短程治疗中能够达到的目标,目标具体且清晰,可随着疗程的推进看到来访者的改变。

(李卫晖、汤路瀚)

第五章

治疗中期

第一节 概述

一、治疗关系的变化

治疗师和来访者的关系在治疗中期仍然是协作的同盟关系。治疗师作为青少年短暂的依恋对象,其扮演的仍然是积极主动的角色,但青少年的角色会发生显著的转变。在治疗初期,以青少年向治疗师提供大量信息为主。随着治疗中期的进展,青少年对治疗师的信任逐步加深,治疗师会有意识地调整治疗关系的性质,通过和青少年详细探讨其人际关系情况和相关影响因素,有意识地让青少年在治疗中承担更多责任。比如,邀请青少年一起去确定哪些人际关系模式是对其有益的,并且是有助于减轻其抑郁症状、满足其依恋需求的。

IPT-A治疗师会与青少年公开地讨论治疗关系的变化(Mufson et al., 2004)。例如,治疗师可能会解释说,在接下来的治疗中,他可能不会再咨询青少年很多问题,目的是给青少年留出空间,让他们自己提出与问题领域相关的问题,表达他们的感受。如果治疗师没有在治疗中对这种行为的改变做出明确解释,青少年可能就会从自己身上寻找引起这种变化的原因,比如他可能做错了什么,或者治疗师对他感到失望等。这样的讨论,为青少年提供了一个人际交往的例子,可能会对青少年在其现实生活中与他人交往的方式产生强有力的影响。

二、总体目标

治疗中期的目标反映了IPT-A的总体目标。主要有:

(1)减轻抑郁症状;

(2)帮助青少年在确定的问题领域中更有效地表达其对亲密关系和支持的需求,进而获得支持;

(3)改善和强化青少年的社会支持系统。

三、确保聚焦

在IPT-A治疗中期,治疗师向青少年分享问题领域的概念化,确保青少年理解这种概念化,如果当前青少年问题领域的概念化能够很好地解释其本次抑郁的发生、发展,同时符合其当下所处的环境,那么问题领域就会被治疗师和青少年协商一致后确定下来。接下来的治疗将主要聚焦于解决问题领域中的问题。治疗师需要持续地聚焦在选定的问题领域内开展工作,时刻警惕可能出现的任何偏离。例如,小明,男,14岁,抑郁症发作,确定的主要问题领域是其与母亲的人际冲突,但小明在治疗中常常想与治疗师讨论自己与同学之间的问题。治疗师认为这些讨论分散了小明的注意力,使其避免了直接面对与母亲的冲突,而与母亲之间的冲突才是导致小明症状出现的核心,治疗师判断这是问题领域的偏离。在这种情况下,治疗师一方面需接纳小明很想谈自己与同学之间的关系的想法,另一方面需明确提醒小明,为了减轻小明的痛苦,他们需要解决小明与母亲之间的冲突。

如果青少年或其重要他人提出一些想要在治疗中讨论的问题,治疗师首先要与青少年探讨这些问题与已经确定的问题领域之间的相关性,因为很多时候可能无法立即明确这些问题是否与确定的问题领域相关。如果探讨后发现这些问题与问题领域的相关性不大,那么治疗师就需要在理解青少年或其重要他人的想法的同时,避开对偏离问题领域的相关问题的讨论。鉴于IPT-A的时限性,治疗师需确保治疗工作主要在选定的问题领域中进行。这一点至关重要。

四、预测和管理危机

危机可能包括破坏性冲动行为、自伤风险和行为、自杀意念和行为。处理这些问题时,IPT-A治疗师首先应该寻找方法来帮助青少年理解它们(破坏性冲动行为、自伤风险和行为、自杀意念和行为)是如何与问题领域相联系的。其他处理手段可参考危机处理的原则和做法。

五、治疗过程

在治疗中期的早期,治疗师仍在继续评估患者的情况,与初始阶段不同的是,在这个阶段,治疗师主要探讨初始阶段确定的问题领域的具体细节,进而制定能有效减轻患者痛苦的主要策略和方法。随着治疗的进展,治疗师将从青少年及其父母那里获得更多新信息,对概念化和治疗协议作出调整和修改,对青少年依恋风格的假设也可能会得到进一步的完善。

治疗工作围绕着问题领域得以开展。随着治疗工作的开展,治疗师会询问青少年的意见,帮助其运用常识、根据对自己情况的了解,与治疗师共同做出一系列决定。治疗师期望青少年能够理解其经历和体验的关键部分,并就实现其目标(满足依恋需求)的最佳方式做出明智的选择。

在整个治疗中期,青少年将通过治疗学习和掌握他们所缺乏的人际交往技能,以增强人际交往的信心,进而提高人际交往的能力,减轻其当下生活中的痛苦,改善其抑郁症状。此外,这些技能也将帮助青少年应对未来生活中的挑战,减少抑郁症的复发。

第二节　进入中期治疗

在诊断、确定问题领域并与青少年在个案概念化和治疗协议中取得一致后，IPT-A 的任务就可以在确定的问题领域内展开了。

在每次会谈开始时对上一周的治疗情况进行回顾。经典的开场白是：

自从上次见面以来，你的近况如何？

如果青少年以报告情绪开始（"我感觉很糟糕"），治疗师可以问一下相关的人际背景：

很遗憾听到你说上周的感觉不怎么好。是什么事情对你的情绪造成这么大的影响？

反过来，如果青少年对上述问题的回答是一件具体的事情（"上周二下午，我跟朋友吵架了"），那么就可以把这件事情与青少年的情绪联系起来：

真遗憾！这件事情怎样影响到你的感受呢？

通过这两个问题，治疗师能够引出一个最近发生的影响青少年情绪的事件。下一步是继续仔细了解这个事件和青少年的感受。到底发生了什么事？青少年对该事件的具体感受是什么？青少年到底想要什么？他们期待发生什么？在事件中到底有哪些细节？试着去重建当时的情景，包括青少年当时确切的用词及语调、与别人交流过程中他的感受，以及其他人的反应等。

如果青少年讲述的是与朋友争吵的事,治疗师可以这样问:

你当时是怎么说的?
(对方)是怎么回应的?
你当时的感受是怎样的?

通过询问事件的具体细节来重建这些事件,分析青少年在人际交往中的感受和行为,你就能对青少年当前的生活以及处理关键事情的方式有更清晰的理解。

如果青少年将问题处理得很好,感觉也良好的话,则很有必要与之强调一下有效的人际交往技能和情绪改善之间的关系。而且借此机会,可以增强青少年的功能适应能力:

你做得非常好!这让你感觉好多了。

如果事情进展得不顺利,就像在治疗早期青少年处于严重抑郁状态时经常发生的那样,常见的一个做法是:帮助青少年理解不顺利的事件与不好的情绪、抑郁症状之间的关联。这也是检查人际关系失调的原因以及了解青少年在下一次类似情况发生时可能会如何处理的好时机。

哦,真遗憾,你感到很痛苦。那我们一起来看看到底发生了什么事情,好吗?……你的做法好像行不通。那你有其他选择吗?如果类似的事情再次发生,你会怎么做呢?

倾听青少年的感受和其行为不一致的地方。例如,如果青少年很生气,但又什么都没说,那他的愤怒是可以理解,并且是有理由的吗?他的沉默是否纵容了对方,从而导致了令他失望的结局?理解、认可青少年的感受是很重要的,特别是像生气、抑郁这样的负面情绪,青少年往往会因此感到难过和羞愧。如果青少年将这样的情绪简单地认为是"坏的",而不是将其当作有用的社交信息,他就很有可能对此不做任何行为上的改变。那么事情的最终结果很可能会让他感觉更糟糕。治疗师的任务是帮助青少年认识到这些负面情绪不但不是"坏的",而且是正常并且有用的,是处理与他人关系问题的关键所在。

每个人在被别人骚扰或不公平对待时都会感到生气。生气,才能让你知道他们在骚扰你。

将这些情感正常化后,青少年可以做些什么?他又有哪些处理这类问题的其他选择呢?抑郁的青少年经常说自己在处理某种情形时别无选择,说他们已经"试过几乎所有的办法"或者"做什么都没用",感到绝望,但事实往往不是这样的。抑郁的青少年之前所有的尝试很可能只是部分的努力,也有可能因为失望,或觉得无所谓等而忽略了其他更好的选择。通过一些温和的问题和鼓励,治疗师常常能让青少年想出一些替代的好办法。不过要记得,最好由青少年自己想出办法,而不是由治疗师直接给出建议(后者让治疗师看上去很有能力,但让青少年显得很无能)。

如果有人骚扰青少年,但青少年什么也不说,只是生闷气,便很有可能产生问题,而且还会带来人际关系的负面影响。人们总是希望别人来告诉自己什么时候应该适可而止。如果青少年在被他人骚扰或遭遇不公平对待时保持沉默,把别人的需要放在自己之上,骚扰者也就未必知道青少年因为被冒犯而感到不舒服,这样的话就有可能持续不断地冒犯下去。体验到负面的感受(如愤怒、忧郁或焦虑)时,找到一种方法把它们讲出来有助于澄清事实,只有与对方沟通,双方才能相互理解。青少年可以说:"请不要这么做。我很不喜欢你这样做!"这样,他可能会感觉好很多,同时感到自己对这种紧张的人际环境有所控制。

但这种直接表达需要反复练习。探索各种选择后,找到一种新的、潜在的、可行的办法。治疗师可以和青少年进行这样的角色扮演:

你会怎样对那个人说？

你刚刚说的听起来怎么样？你有没有明确说出来你想要什么？你认为你那时的语气、语调如何？

反复进行角色扮演，直到青少年觉得这样处理比较自然、舒适、可行。会谈通常以总结目前所涉及的内容，找到它们如何和抑郁产生关联而结束。

这种看似松散但又很结构化的程序是 IPT-A 的核心部分。治疗师始终如一地聚焦在来访者的情感和人际互动上，帮助青少年看清楚两者之间的联系，强化已经适应的人际功能部分，以及帮助青少年探索和获得对新选择的舒适感，因为旧的策略已被证实不可行。

第三节 IPT-A的关键技术介绍

不同问题领域的工作目标对来访者来说都是一致的,但在如何解决问题领域的问题方面,IPT-A有相当大的灵活性。治疗师需要根据青少年的情况和需要,选择不同的可以达成这些目标的策略及方法。

在不同的问题领域工作时,IPT有一些通用技术,如非直接的探索、直接引导、鼓励情感宣泄、澄清等,其中沟通分析、角色扮演、决策分析是关键的技术(Hall et al., 2009)。同时,IPT-A也有一些专门针对青少年的技术,本书将在相应问题领域的章节结合案例进行具体、详尽的介绍。

治疗师通过运用这些技术,帮助青少年在亲密关系中更有效地表达其需求,进而获得支持,这是治疗中期的重要目标。为了实现这个目标,治疗师首先要在治疗中为青少年创造一个安全的空间,帮助青少年识别其需求,进而让青少年在治疗室内向治疗师清晰、明确地表达自己的需求。

接下来,治疗师将与青少年详细讨论其需求,尝试搭建一座沟通的桥梁,帮助青少年有效地向他们的重要他人传达他们的需求。建立信心和发展社交技能是构建这座桥梁的关键。治疗师应在概念化的指导下寻找重点,以获得治疗的最大效益,即使问题领域被确定为人际缺陷领域,青少年通常也不需要进行全方位的社交技能训练。治疗师需要去发现和加强青少年现有的能力,帮助其有意识地应用这些能力;与此同时,概念化地指导青少年,明确其最缺乏或不足的社交技能,以及对其症状影响最显著的技能缺陷。

一、关键技术

(一) 沟通分析

沟通分析是IPT-A的核心技术,用来检查和识别青少年在人际沟通中遇到的问题。它有助于治疗师与青少年共同理解青少年在人际交往中的互动细节,帮助青少年改进社交技能。治疗师可以有意地引出一个青少年与父母或同学之间的重要对话或争论,了解以下具体情境:

(1) 青少年的情绪状态和行为模式;
(2) 内容沟通的意义;
(3) 双方的沟通方式。

治疗师仔细倾听沟通的细节,听到关键部分时停下来,进一步理解青少年的感受和意图。

然后他/她说了什么?……接下来你有什么感受?……然后你又说了什么?

正是青少年的感受和他实际所说的不一致的地方,反映了症状是如何影响社交功能的。例如,一个青少年抑郁症患者被同学辱骂后,虽然感到很生气,但是他什么也没有说,因为他认为生气可能是不合适的,或者他认为生气可能会影响他与同学之间的人际关系。在他眼里,与言语的直接对抗相比,模糊的、间接的、非言语的交流(生闷气)才是当一个人在人际交往中感到不舒服时更恰当的应对方式。青少年通常意识不到自己这种沟通方式是不好的,更无法体会抑郁症会干扰自己接收来自他人的信息,并影响到自己对这些信息的反应。

沟通分析为青少年提供了一种有价值的人际交往的焦点,这有助于青少年发现实际生活中存在的交流困难,发现可能的替代方法("你还有其他选择吗?"),甚至进行角色扮演,最终改善人际交往。这种改善会增强青少年对于个人和环境的控制感,促进症状的好转。

沟通分析可以帮助青少年直接说出他的需求和感受。许多青少年都假定其他人(如父母、同学、老师)会预测到自己的需要,清楚地知道自己的想法。如果事与愿违,青少年就会感到愤怒、沮丧、沉默及郁闷。这些都可能会破坏其人际关系的稳定性。

（二）决策分析

决策分析有助于让青少年学会考虑替代行动方案及其后果，以解决特定问题。像绝大部分IPT-A技巧一样，决策分析不仅可以应用于青少年抑郁症患者的治疗，而且可以被青少年当作常用的社交技巧。

下列问题对决策分析有帮助：

针对这个问题，什么样的解决方法会让你感到更开心？
有没有什么替代方法？
这样做有什么得失？
你是否已经考虑过所有选择？

（三）角色扮演

针对IPT-A四种问题领域，治疗师都可以运用角色扮演。治疗师可以扮演他人角色，给青少年提供必要的机会来练习自我肯定、自我面对、自我澄清等。对于处在人际缺陷领域的青少年来说，有时候让他们扮演自己生活中想要发展人际关系的对方角色可能更有用。角色扮演能帮助青少年为尝试使用不同的方法与他人互动做好准备，尤其是在需要果断行事或者表达愤怒的时候。它有助于青少年了解自身是如何对他人做出反应的。在其他问题领域中（如角色冲突、角色转换），角色扮演有助于青少年预处理新情况，或者学会用新方法处理旧情况的情形。在悲伤反应（复杂哀痛）中，让青少年扮演与逝者对话的角色通常会很有用。

进行角色扮演后，治疗师和青少年一起回顾：

你是否已经说出自己想说的？（即询问青少年是否对传递出去的内容感到满意）
你对自己的声调、语气有什么感受？（即询问青少年是否对内容的传递方式感到满意）

重复角色扮演，直到青少年对信息的传递和沟通方式感到自信和满意为止。

治疗师也要考虑突发事件：沟通中可能会出现什么问题？青少年应该如何预测或应对出现的问题？青少年感到角色扮演较为困难时，我们也可以借助空椅技术来进行对话练习，以达到类似效果。空椅技术是格式塔疗法的创立者弗里茨·皮尔斯从心理剧中引进的技术，它被广泛应用在心理治疗的各个领域中，在本书的第十章节会有相应案例呈现。

二、其他技术

IPT-A咨询的其他技术包括关系技术、贯注技术和探索技术等。关系技术主要用于建立关系和巩固咨询同盟，包括尊重、平等、开放、共情和积极关注等，既是咨询中的基本技术，往往也是贯穿咨询工作的基本态度。贯注技术强调咨询中的言语和非言语部分，即根据个人和文化的背景使用适当的目光接触、身体语言、语音特点和言语追随。在IPT-A中期阶段使用较频繁的技术主要属于探索技术范畴，探索技术帮助来访者探索自己的感受、想法、症状及人际关系，包括非指导性技术和指导性技术。

非指导性技术的核心思想是倾听、理解和支持咨询者。治疗师通过建立安全、信任的关系，帮助来访者自我探索、自我认识和自我成长，促进来访者在情感和认知层面的积极变化，而不直接给予指导或建议。非指导性技术的特点包括：强调来访者的自我探索和解决问题的能力，关注咨询者的情感表达和反应，尊重来访者的个人观点和体验，倡导来访者主动参与咨询的过程。在运用非指导性技术的过程中，治疗师的角色是辅助性的，主要通过倾听和理解来访者，帮助其自主解决问题和快速成长。IPT-A中常用的非指导性技术有开放式提问、支持性确认、接纳性沉默和鼓励情感表达等。非指导性技术在建立咨询联盟、发展治疗师—来访者关系的过程中尤为重要，治疗师通过让来访者谈论他们感兴趣的内容并给予倾听和接纳，使来访者感到被看到、被尊重，帮助来访者深入探索自己的情感、认知和行为，提高其自我认识和应对能力，从而实现个人目标和愿望。

在IPT-A中，指导性的探索技术多用于需要聚焦在某些特定内容时，比如封闭式提问、症状评估和疾病宣教等。通常用于帮助来访者解决具体的问题和达到明确的目标。这种技术的运用需要治疗师提供指导和策略,以帮助来访者找到解决问题的途径和方法,是一种需要在特定时间内达成特定目标的聚焦性心理咨询方法。指导性技术的运用也非常重要。在使用指导性技术时,治疗师需要在对来访者的具体问题和目标有一定了解后,运用各种技能和策略,更直接地帮助来访者更好地应对生活中的问题和挑战。治疗师需注意指导方式和干预程度,以确保来访者在获得指导的同时保持自主权和控制感,这样更能加速其个人成长和发展。总体而言,治疗师应在咨询中根据实际情况灵活运用非指导性技术和指导性技术。本节将结合来访者小颖的咨询片段对上述技术进行说明。

案例呈现

来访者小颖,16岁,高一学生,是一个倾诉欲很强的女孩,但朋友不多。她在社交软件上认识了小枫,两人颇为投缘,小枫也表示非常愿意做一个倾听者。之后的一个月,两人交流更加频繁,但小颖过多的倾诉使小枫觉得这段关系逐渐让她喘不过气,于是小枫有意无意地疏远小颖。小颖也有所察觉,并感到很受伤,觉得对方辜负了自己。近来小颖情绪低落,做事兴趣减退,上课注意力不集中,学习成绩下降,有时会产生消极想法。老师关注到小颖的情绪变化,并推荐她寻求心理咨询。治疗师与小颖确定以人际冲突为咨询的问题领域后商定咨询目标为:通过梳理小颖与小枫的人际特点,找到彼此合适的相处方式,从而改善自身情绪及人际困扰。

(一) 开放式提问与封闭式提问

虽然开放式提问与封闭式提问分别属于非指导性技术与指导性技术,但都是基本的探索技巧,也往往会在咨询中综合使用。开放式提问用于引导来访者进行表达、思考与探索,通常不限定回答者的思路,回答者可以自由选取角度进行回答。这种方式一方面能够促进来访者深入思考,另一方面能够使治疗师更了解来访者的态度、观点和主要关注点。而封闭式提问用于寻求特定答案,所以会对作答范围进行限定,但同时具有选择性。采用封闭式提问时,常常只需要收到"是、不是""有、没有""对、不对"等简单回应,即可获得明确的答案。

治疗师：你今天似乎有些闷闷不乐，是发生了什么事情吗？(开放式提问)

小颖：没什么，可能是因为昨天又和小枫发生了矛盾吧。

治疗师：你愿意跟我说说吗？(开放式提问)

小颖：我们本来约好昨天晚上一起玩游戏，我从早上开始就很期待，结果开始前小枫说她有事情不能一起玩了，问她原因也支支吾吾，因此我和她又闹了别扭。

治疗师：你提到她表现出支支吾吾的态度，好像那一刻对你的情绪影响挺大？(封闭式提问)

小颖：是的！我很不能接受她那样的态度，让人感觉很敷衍。

在这个片段中，治疗师关注到来访者的表情异常，并通过两次开放式提问了解到相关原因，让来访者得以展开话题；而询问情绪是在通过封闭式提问进行聚焦与确认，可以让来访者对人际互动中对方及自身的情绪有更多的觉察。

(二) 支持性确认

支持性确认是指通过以支持性的态度将来访者的所思、所想、所感进行反馈，从而传达出治疗师理解和接纳的态度的一种技巧。例如，当来访者在交流中流露出一些较为明显的情绪时，治疗师可以用简短的话语对其概括并加以反馈，如"你感到非常失落"或"你感到很愤怒"，这样的确认能让来访者感受到自己的状态被他人关注着，也使来访者感受到被尊重与被认可。

小颖：是的！我很不能接受她那样的态度，让人感觉很敷衍。

治疗师：这会让你感到很受伤。(情感层面的支持性确认)

小颖：的确，而且这已经不是她第一次放我"鸽子"，我本来以为我们的关系已经渐渐改善，但又发生了这件事。我现在非常不确定我们的关系到底是怎样的了。

治疗师：发生的这件事似乎让你对双方的关系是否稳固产生了怀疑。(认知层面的支持性确认)

此处，治疗师的两个回应分别对来访者的情感与认知进行了支持性确认，通过支持性确认帮助来访者明确自身的态度,在这样的基础上进行更深一步的探索。

(三)接纳性沉默

接纳性沉默是指在咨询的特定时刻,治疗师不做言语回应,而是以沉默的方式让来访者的态度有所缓和,使其能表达自己的感受和想法。接纳性沉默不同于一般的日常人际交往中类似于尴尬或者无话可说的沉默,而是治疗师在捕捉到来访者需要一段时间释放情感或需花费较长时间进行思考时,治疗师以沉默的方式提供这一过程所需要的时间与空间,以帮助来访者更好地沉淀自己的情感和想法,由此促进来访者的自我探索,提升其自我消化能力。

沉默本身就是一种回应,在合适的时机沉默就是最恰当的咨询反应,而在接纳性沉默中,治疗师需要注意自己的面部表情和身体姿势。这也是治疗师内心态度的外在表现,表现出好奇、关注而没有侵入式的非言语信息,会更具接纳性特点。在整体的交流过程中,治疗师也无须在听到来访者的停顿后便急于表达,短暂的停顿也是接纳性沉默的一种应用,有时也许治疗师急于表达想法,反而会阻断来访者的思路与需求。治疗师需要注意让来访者感受到自己被支持和被接纳,同时还需要保持对来访者的关注度和敏感性,能够根据情况及时调整策略以回应来访者的表达和需求。在适当时机时也可以用一些铺垫的方式使来访者知道在接下来的沉默中治疗师的考虑和自己可以做些什么事情。

治疗师:对于你们的关系,你原来会有这种不确定的感觉吗?

小颖:对于我们的关系我原本也是有担忧的,因为我不能完全相信一个人可以完全相信我,况且我们还是网友的关系;但是随着时间推移,小枫一次一次的回应让我越来越期待,越来越相信她,觉得她是一个靠得住的人。但这段时间,让我莫名其妙地觉得彼此关系不一样了。

治疗师:听到你用"莫名其妙"这个词来描述自己的感受,也许这一切对你来说是挺突然的。我想,在体验到这种"莫名其妙"的感受前,你们之间有没有发生一些什么事情?

小颖:……

治疗师:我可以感受到这部分的思考对你来说有些困难,但这对于我们去理解这段关系是很重要的,我们可以留一些时间来仔细想一想。(沉默前的铺垫)

治疗师在此处感受到来访者的犹豫,发现她需要一些时间进行思考与梳理,于是提前告知,这样可以让来访者更加明确沉默的原因,从而促使自身的思考。对于这种情况,在咨询的中后期则不需要再做铺垫。

(四) 鼓励情感表达

鼓励情感表达用于帮助来访者表达并确认情感,例如喜、怒、哀、乐、惧,以及烦躁、无助、痛苦等。当听到来访者较为明确的情感表达时,治疗师可以给予反馈,这是情感层面的支持性确认(情感确认),而当治疗师观察或感受到来访者的状态或是表达中出现需要加以关注的情绪时,就可以采取引导或提问的方式鼓励来访者进行情感表达。鼓励情感表达往往会和情感确认一起使用,以促进来访者的情感释放,并提高来访者的情感觉察力及调节能力。鼓励情感表达技术对于青少年来说尤为重要,因为它能够帮助来访者宣泄、理解和应对青春期强烈变化的各种情绪。

小颖:我想起来在我非常信任她的那段时间里,我敞开心扉告诉了她很多我没有告诉过别人的事情,结果我没有及时得到她的回应。对此我觉得很困惑,便发了几条消息问她是不是在忙。她当时在上课,我想或许因为她上课太忙了,所以我当时也没太在意,但过了很久她都没有回复我。

治疗师:似乎在这种敞开心扉的状态持续一段时间后,你对小枫的态度出现了一些困惑(情感确认)。你有一些自己的理解,但交流不像之前那样顺畅了。之后,她过了多久才回复你呢?

小颖:她整整两天都没有回复我,当时我觉得很心烦。

治疗师:听起来,你那两天的心情也不太好(情感确认)。那之后你们有继续交流吗?

小颖:后来她回复我了,但是语气很差。我之前从没有见过她这个样子。

治疗师:你当时的感受是什么样的?(鼓励情感表达)

小颖：我很惊讶她怎么会这样对我，感觉又回到之前伤心绝望的状态。

此处，治疗师通过情感确认与鼓励情感表达的结合，让来访者在梳理整个事件的过程中能够更加明确自己的情感体验，也为之后针对关系的处理打下基础。

（五）症状评估

中期阶段需要对来访者进行持续的症状评估，主要包括抑郁程度的评估及危机评估，除使用量表的评估方式外，咨询中通常会在每次开始时直接询问，或是在提及相关话题时进行延伸，如果涉及消极想法，则需要进行细化，以确认来访者的风险程度如何。

治疗师：从上周到这周，你的情绪怎么样？如果按1到10分来评分，1分是最低，10分是最高的话，你会给自己打几分？

小颖：我觉得是2分。

治疗师：你是怎么评定出来的呢？

小颖：我最近的情绪一直不好，很低落，有闷闷的感觉。

治疗师：这种低落闷闷的感觉最难受时，会到什么程度呢？

小颖：有时候觉得很无聊，没什么意思，好像活着与不活着区别不大。

治疗师：这些想法是挺让人难受的，你会持续这样想多久呢，或者说一周有多少时间会想到这些？

小颖：一两次吧，很难受的时候会想到，不过想想就过去了，倒也没有真的想寻死。

治疗师：这样听起来，你最近的情绪体验有些低落，有时会出现一些不想活下去的念头，但并没有真的想去做，更多像是在很无助或是体验到绝望时脑海里冒出来的念头。

此处，治疗师通过量化的方式，确认来访者的症状程度。在来访者提及消极想法时，及时与之确认相应的风险等级，并在最后将总体评估情况告知来访者。

(六) 宣教

IPT-A 中的宣教主要是针对症状和疗法向来访者提供相关信息和知识，帮助来访者了解这些内容的性质、原因和解决方法。使用这一技巧时，治疗师会较为主动，为来访者提供相应信息。宣教可以贯穿于整个 IPT-A 的治疗过程中，相对而言，中期阶段的宣教会更具有针对性，能够更加结合中期阶段的问题领域及来访者的具体困惑进行，也是对前期宣教的补充与深化。宣教时，要注意结合来访者的实际困惑与需求，提供相关信息和知识即可，不需要过度展开。尽量以开放、真诚的态度进行交流，避免带给来访者类似上课或很强硬的感觉，及时关注来访者的接受及理解程度，结合其态度和情感反应进行及时确认，以便适时调整宣教的方式和内容。

小颖：我的病情是加重了吗？

治疗师：你所提到的这些情况是你的抑郁症状的具体表现，你有时会出现不想活下去的念头，但并没有真的想去做，这说明你对自己的想法还是有一定控制力的。其实在抑郁的状态下，出现这样的想法是很自然的，只是在抑郁程度发生改变时，我们要能够及时了解到这一点，这也是我们每周需要进行评估的原因。其实相比于你刚来时，现在的你会担心自己真的控制不住想要去做结束生命的事情，这样说起来，你目前的程度比当时有所改善。（宣教）

小颖：原来是这样。现在我常常怀疑自己是不是经常做错什么，或是做了一些不应该做的事情。

治疗师：这些想法也是在抑郁状态下出现的。常常有自责想法，其实并不代表你做错了什么，而是因为在生病的情况下你会更多地产生这样的念头。随着病情的改善，这样的想法会逐渐减少。（宣教）

此处，治疗师通过两段宣教使来访者对于抑郁症、自己症状的严重程度及内心的自责感有了更科学的理解，既解答了来访者的内心困惑，减少了其对疾病的担忧，又增加了来访者的自我了解，增强了其恢复的信心。

第四节 家庭及学校的介入

一、IPT-A咨询中家庭的介入

在IPT-A咨询中,调动家庭进行介入,使主要家庭成员共同参与进咨询中,对青少年的心理健康恢复有着很大的助益。一方面,父母通过参与咨询增进对孩子心理及状态的理解,能让青少年获得更多来自家庭的支持,也有助于保证咨询顺利进行;另一方面,很多青少年的心理变化与家庭状况,尤其与家庭成员间的关系特点息息相关,与家庭成员进行必要的沟通也能够帮助青少年减少自身所需要独自面对的压力,促进家庭成员间关系的调整与修复。咨询中主要涉及的家庭成员为青少年的父母,也包括家庭中其他重要成员,如祖父母、外祖父母、其他重要的长辈、兄弟姐妹等,主要的参与形式包括以下几个方面:

(1) 收集基本信息:从家庭成员的角度了解他们眼中的来访者,包括成长经历、个性特点、目前面临的困难,以及对于困难的理解和咨询期待等。

(2) 分享咨询安排:治疗师通常会在初始阶段获取相应信息的基础上与家庭成员分享初步评估,并拟订咨询计划,告知计划中家庭成员需要参与的部分,调动家人参与感的同时,让他们了解咨询重点和咨询进程。

(3) 促进家庭沟通:治疗师会与家庭成员一起探讨家庭成员间的沟通方式和关系特点,并帮助成员间了解彼此的需求和期望,促使他们以更尊重与共情的方式进行沟通,为来访者提供更多的心理支持。

(4) 维持咨询计划:治疗师会与家长一起在结束阶段制订维持咨询计划,以帮助青少年在咨询结束后依然能够有足够的家庭支持,并在出现需要帮助的情况时及时获得帮助。

在家庭介入的过程中,治疗师常会遇到家庭成员之间的诉求不一致的问题,以及面临沟通中如何处理保密与保密例外的难题。因此在处理时,一方面,治疗师要明确青少年是IPT-A咨询的主体,若家庭成员之间的诉求不一致,治疗师需要既维护好来访者的利益,又需要尝试去寻找家庭成员之间的共同目标。另一方面,要让青少年有充分的知情权,在青少年同意的前提下进行家庭沟通;若未涉及保密例外,则不可将咨询信息告知他人;若出现保密例外的情况,同样需要注意如何最大程度地保护好来访者的利益,并做好与家庭成员之间的必要沟通,避免对青少年来访者造成不必要的伤害。

二、IPT-A咨询中学校的介入

绝大多数的青少年是在校学生,引发抑郁的冲突矛盾中很大一部分也发生在校园中。因此,对这些青少年而言,学校也是IPT-A咨询中一个重要的参与方。如何调动学校参与进来,以更好地帮助青少年获得社会功能层面的恢复,这个问题尤为重要。咨询中学校的介入可以分为以下几个方面:

(1) 收集信息:治疗师通过与学校相关人员(如班主任、老师、辅导员及心理老师等)进行交流,了解青少年在学校中的主要压力源、表现和社交情况,以更好地了解来访者的心理特点,并拟订相应的咨询计划。

(2) 动态评估:治疗师需定期与校方保持沟通,以及时了解青少年在学校中的表现和进展,并结合咨询中的心理评估,确认来访者的在校适应情况,及时告知校方需要注意的事项。

(3) 现实支持:通过交流获取学校现实层面的帮助与支持,如设置合理的学业要求,对校园暴力及时处理,协助青少年请假、休学、重新入学等,以减少或调整不合理、不必要的校园相关压力。

(4) 心理关怀:通过与校方的沟通,让相关人员对青少年的心理状况有更多理解,从校园、班级、寝室等多角度予以来访者适度的心理关怀,促进其心理状态恢复。

(5) 咨询后续:咨询完结后,让校方了解当前来访者的状态及需要注意的事项,如果来访者后续继续在学校接受心理老师的定期咨询,治疗师需与心理老师进行相关事项的转介与交接。

学校所涉及的相关人员相对更多也更复杂,治疗师需要慎重选定合适的介入者进行沟通。在学校介入的过程中,若出现双方诉求不一致的情况,同样需要治疗师明确咨询主体的诉求并帮助双方做好沟通与协调,涉及保密例外信息时以来访者的利益为根本前提,在得到来访者同意的基础上进行有限披露,并防范信息泄露与传播对来访者产生的伤害。与学校相关人员的沟通也要具有一定的灵活性,会涉及在咨询之外的时间进行沟通,或是通过家庭成员等中间人进行沟通。过程中要注意灵活性与专业性的权衡。

(刘光亚、王中)

第六章
悲伤反应（复杂哀痛）

案例呈现

来访者小万,女,18岁,高三学生。其母亲因心脏病突然离世后,小万的情绪濒临崩溃。小万有个5岁的弟弟,父亲常年在外工作,甚少归家,而母亲独自经营着一家小卖部。从小万记事起,她的父亲就酗酒,且甚少与小万进行情感上的交流,所以她的母亲成为与其进行情感交流的主要对象。由于学校离家较远,小万自上初中后便开始住校,不常与父母见面。小万的母亲从去世前五年一直患有慢性胃病,小万一直关心着母亲的身体健康状况,一放假就回家做家务、照顾弟弟。大约在小万母亲去世的前两年,母亲经常抱怨自己的身体欠佳,但她依旧可以正常生活和工作。直到有一天,小万的母亲突然在卫生间晕倒,被刚到家的小万发现。后来,母亲被送到医院时,已经死亡。

在其母亲去世8个月后,小万被诊断出患有与丧亲相关的重度抑郁症。贝克抑郁量表评分43分,提示重度抑郁症。来访者接受了米氮平和草酸艾司西酞普兰等抗抑郁药物治疗和与丧亲相关的青少年人际心理治疗(IPT-A)。

对于母亲的突然离世,小万表现出极度的悲痛,但她并没有把母亲去世的事告诉同学和老师,返校后也沉默寡言,一个人默默地承受着哀痛。小万不愿接受母亲去世的现实,把母亲的死归咎于父亲的不负责任,也因此与父亲发生了激烈的争吵。她本来就与父亲缺乏情感上的交流,又因为母亲去世变得与他更加疏离,这使得小万的悲痛无处宣泄。她说:"最痛苦的事情是没有人可以分担我的悲伤。""我无法集中精力去学习,在家也总是发呆。""我觉得生活很空虚。"她觉得自己毫无生存价值,极度的内疚让她失去活下去的勇气,不断出现自杀的念头。她食欲减退、难以入睡、少言寡语,选择把一切都埋藏在心里,这是丧亲之痛的复杂体现。

她的抑郁症与母亲的去世密切相关,每当感到孤独和悲伤时,她的症状就会恶化。小万说她与母亲心灵相通,没有人能取代母亲在她心中的位置。她极度责备自己没有采取措施阻止母亲的死亡,比如关心母亲的心脏问题、建议她去医院检查与治疗。她对母亲的极度思念已经影响到她的学习和社交。她不愿看到母亲的照片,也不再去母亲生活过的地方。她总是避免表达和分享各种情绪,在弟弟和同学面前表现得很坚强,强颜欢笑,然而表面和内心的不一致带来更严重的悲伤和抑郁。小万与其父亲之间的亲子关系需要被处理。

第一节　悲伤反应(复杂哀痛)的确认

当人们在某事件中满足了丧失(loss)的条件,就会引发悲伤的情绪。失去挚爱之人是最痛苦的经历之一,也是无法避免的人生议题。大多数丧亲者面对亲人去世都会产生一系列的消极情绪,如悲伤、麻木、内疚、愤怒等。渐渐地,这些感觉会减轻,人们可以接受亲人的离世并向前迈进。这种正常的悲伤反应是自限性的,很少超过6个月,是失去亲人时最常见的反应,包含急性悲伤到综合悲伤(integrated grief)的过程(Walton, 1980)。

一、正常悲伤反应(Normal grief)

一般包括三个阶段,相互可有重叠(Kersting et al., 2011)。

(一) 第一阶段

丧亲者得知亲人去世的消息后,会出现几小时或数天的情绪休克(表现为震惊、无语和木讷)、精神恍惚、否认事实和失真感。丧亲者极度渴望与逝者重逢,设法找到死者。

(二) 第二阶段

丧亲者会有产生悲伤情绪、反复思念逝者以及忽视日常生活的倾向,主要表现为极度悲伤、哭泣、沮丧。丧亲者会沉湎于对死者的回忆和插入性的情景再现;同时会伴有失眠、多梦、易惊醒以及厌食和精神运动迟缓等症状。部分丧亲者还会出现焦虑、惊恐和不安,甚至愤怒与激越的情绪,如迁怒于医护人员治疗抢救措施不当,或者自责与后悔,严重者甚至会出现错觉与短暂的幻觉,出现社交与人际关系退缩等情况。该过程一般持续数周至6个月,极少数会持续更长时间。

(三) 第三阶段

处于综合悲伤阶段,体现为丧亲者接受逝者去世这一事实,社交等日常活动逐步恢复,回忆死者时的精神痛苦强度降低,对死者的回忆不再是痛苦、后悔和自责,更多是对死者生前的美好回忆。该过程持续数周或几个月,但在每年的死者忌日或清明节等时期或许会有短暂的哀伤情绪。

值得注意的是,每个人的悲伤反应过程不同,以上的三个阶段只是概括性描述。

二、复杂哀痛(Complicated grief)

复杂哀痛是一种持久且强烈的悲伤、痛苦情绪,达到抑郁障碍的诊断标准,主要表现为持续时间过长(长达6个月,甚至12个月)、悲伤反应延迟(得悉亲人死亡2周后或更长时间后才出现)、无法摆脱失去亲人的痛苦并继续自己的生活(Bowlby, 1980; Worden, 1982)。可以将复杂哀痛划分为四种不同模式,即过度的、延长的、慢性的和掩饰的。

(一)过度的哀痛(Exaggerated grief)

过度的哀痛比任何其他类型的悲伤反应都更为强烈,情绪和行为可能会变得更加明显和具有破坏性,可能会产生自我毁灭的行为,比如做噩梦、想自杀或自残、吸毒或滥用其他药物,甚至表现出对死亡的极大恐惧。此外,过度的哀痛有时会导致精神疾病。

(二)延长的哀痛(Delayed grief)

并不是每个人都会在失去亲人时哭泣,因为悲伤可能会以不同的方式表现出来,如头痛、易怒、疼痛、焦虑、情绪波动或感觉麻木和冷漠,这些都是典型的延长性哀痛症状。但个体仍会否认痛苦,继续正常的事务,认为自己没有受到悲伤的困扰。一旦延迟的悲伤终于袭来(通常是得悉亲人死亡的2周后或更晚时间后),产生的感觉几乎和即时的悲伤完全一样——只是不知道它从哪儿冒出来。一场情绪风暴即刻袭来,如悲伤、愤怒、内疚……患者可能会发现自己经常哭,可能还会感到精神恍惚,或者吃不下、睡不着,应付不了每天的行程。一般而言,这种情形多与亲人死亡的方式有关,如突发、创伤或意外。

(三)慢性的哀痛(Chronic grief)

慢性哀痛的特点是持久的哀伤和长期的正常功能的困难(Bowlby,1980)。慢性哀痛的个体将持续受到丧失经历的影响,他们没有告别过去,所以过去时时刻刻都在。患者可能会发现自己过于思念已失去的亲人,并且在失去亲人后的几个月,甚至几年内都无法恢复正常功能。有时,患有慢性哀痛的人会产生侵入性思想。如果不及时治疗,丧亲者会发展成严重的临床抑郁症,产生自杀或自残的想法,甚至滥用药物。

(四)掩饰的哀痛(Mask grief)

丧亲者会出现导致功能困难的行为与症状,但其不能意识到这些行为与症状和丧失经历有关,因而会采取自我防卫方式对悲伤进行掩饰——不能以外显行为表达其哀痛之情,进而出现适应不良的行为、生理疾病,甚至是精神症状。

三、与复杂哀痛相关的因素

与复杂哀痛相关的危险因素有许多种,如人格特质、个人经历和性别等。IPT-A更多地考虑复杂哀痛与丧亲者的情绪、认知和行为反应之间的关系。表6-1中详细列出了这些因素。

表6-1 与复杂哀痛相关的IPT-A因素

IPT-A 因素	问题
1. 更多的失去	在他去世前后,你的生活中还发生了什么事? 还有其他人去世或离开吗? 有没有人以类似的方式去世?
2. 无法感受或难以处理与失去有关的情绪	在丧亲的几个月里,你有什么感受? 有睡眠障碍吗? 你的睡眠如往常一样吗? 你会泪流满面吗?
3. 对死亡的回避行为	你是否拒绝参加葬礼或扫墓?
4. 丧亲时的症状	他是什么时候去世的? 具体的日期是什么? 你是否在同一时间开始出现情绪问题?

续表

IPT-A 因素	问题
5. 对导致死亡的疾病的恐惧	他因什么而去世？他当时出现了哪些症状？你害怕患上同样的疾病吗？
6. 保留逝者生前的生活环境	你是怎么处理他的物品的？这些物品的摆放是否和逝者生前一样？
7. 在丧亲期间缺乏家庭或其他社会支持	当他去世后，你想依靠谁？谁帮助了你？你求助于谁？你可以向谁倾诉？

与悲伤过程直接相关的重要人际因素包括：①无法感受或难以处理与失去经历有关的情绪（第2项）；②回避在社会和象征层面参与与丧亲之痛有关的仪式和其他活动（第3项）；③倾向于将生活环境保持在亲人死前的状态（第6项）；④在经历丧亲之痛时缺乏家庭或社会支持（第7项）。这四个因素都会阻碍丧亲者回到正常生活环境中和接受逝者已逝的现实。临床医师可以从来访者的悲伤中迅速识别这些因素，并通过 IPT-A 与来访者一起解决这些问题（Moayedoddin et al., 2015）。

第二节 治疗悲伤反应(复杂哀痛)的目标

当人们遭受重大损失时,如失去亲人、朋友或工作等,通常会产生深刻的悲伤反应。这种反应可能导致睡眠障碍、食欲减退、社交回避等问题,甚至导致抑郁症等心理疾病。因此,及时寻求有效治疗和支持至关重要。人际心理治疗已被证明在处理复杂悲伤情绪中非常有效。

一、IPT-A治疗悲伤反应(复杂哀痛)的理论基础

IPT-A的理论基础是人际关系理论。这种理论认为,人类是社会性动物,人际关系对于我们的身心健康至关重要,所以,人际关系的问题(如亲密关系、社交关系、职业关系等方面的困难)是形成情感障碍的主要原因之一。因此,IPT-A旨在通过改善来访者与他人之间的关系来减轻情感障碍。

IPT-A治疗复杂哀痛的基本假设是:复杂哀痛是一种与失去经历有关的情感状态,人们可以通过适当的人际关系支持来适应失去经历造成的悲伤反应。

二、IPT-A治疗悲伤反应(复杂哀痛)的主要目标

IPT-A的主要目标是通过帮助来访者识别和解决人际关系问题来缓解其悲伤和抑郁情绪。IPT-A通常持续12~16周,每周一次。治疗师干扰或缩短悲伤过程,帮助来访者寻找新的支持和人际关系来解决来访者与逝者的离别这一矛盾,来访者由此建立新的生活目标、重新培养兴趣、提高社会适应能力(Keitner et al., 1984; Zisook, 2001)。

三、IPT-A治疗悲伤反应（复杂哀痛）的步骤

（一）评估

评估是IPT-A治疗复杂哀痛的第一步。评估的目的是确定来访者的哀痛类型及严重程度，找寻其人际关系问题和潜在支持系统，并检查来访者是否有其他情感问题或心理障碍。评估方法包括面对面采访、使用标准化工具（如抑郁症状自评量表、人际关系质量量表等）和来访者自我报告。评估结果可以帮助治疗师制订个性化的治疗计划。小万被确诊患有与丧亲有关的重度抑郁障碍后接受了IPT-A治疗，治疗师在治疗一开始就了解到小万的人际关系，明晰了引起其抑郁症的相关因素，这为后续治疗策略的运用提供了依据。

（二）设定具体的治疗目标

治疗目标设定是IPT-A治疗复杂哀痛的第二步。如前文所言，IPT-A的主要目标是帮助人们改善人际关系和减轻负面情绪，但仍需进一步制定具体的、可测量的和可实现的目标；且治疗师和来访者应该一起制定治疗目标，以确保来访者对治疗目标和方向有清晰的理解及认同。

（三）选择治疗策略

选择治疗策略是IPT-A治疗复杂哀痛的第三步。治疗师应该根据来访者的个性化情况选择适合的治疗策略，以帮助来访者改善其人际关系，并缓解复杂哀痛。治疗策略的选择和实施是缓解来访者复杂哀痛的重要环节，所以下文将会以大量篇幅对其进行讲解。在IPT-A中常用的治疗策略有以下几种（Markowitz et al., 2011）。

1. 了解与释放悲伤

为了促进悲伤释放的过程，治疗师鼓励来访者表达她（他）在亲人去世前后发生的事件和产生的感受，帮助来访者释放情绪。

以下是实现这一目标的一些策略：

（1）让患者了解悲伤的过程。例如，有时悲伤的痛苦感觉似乎已经结束，但它们仍会在患者意想不到的时刻再次出现。治疗师可以与其讨论在纪念日、假日等期间抑郁症状会如何恶化。

（2）有时人不想放弃悲伤。他们可能会害怕，认为放弃悲伤就会失去与逝者的联系。此时治疗师应当加以解释，治疗并不会使悲伤彻底消失，治疗能帮助来访者变得更坚强，让其能够正常地生活。

（3）对于难以表达和分享悲伤的来访者来说，在中国的文化仪式中表达悲伤会比在日常生活中更容易。治疗师可以让来访者安置一个牌位或祭坛，使来访者可以宣泄自己的情绪。有宗教认为逝者死后会以灵魂的形式存在，丧亲者可以通过牌位、祭坛、坟墓等与逝者建立联系。此方法一定意义上能帮助来访者缓解悲痛。

（4）鼓励来访者描述所爱之人去世的情况：他是如何得知的，他目睹了什么，以及谁在周围支持他。这可能包括他在所爱之人/逝者生病期间是如何照顾这个人的，这个人如何去世，或者他如何参与埋葬/火化仪式。询问来访者最后一次见到逝者是什么时候，以及发生了什么事。

（5）在整个讨论过程中，治疗师温柔地鼓励来访者谈论其感受和反应，不要给来访者施加压力。讨论的关键是找出这些事件是如何影响来访者的。

值得注意的是，在与来访者讨论这些问题的时候，来访者可能会出现极度悲伤或者愤怒、内疚的情绪，此时治疗师要尽量避免让来访者转移话题，要让来访者学会直面自己的情绪，并懂得如何释放。以下对话演示了治疗师如何引导来访者表达自己的哀痛。

治疗师：你好，欢迎再次来诊。上一次我们谈到你的哀痛，你是否有什么想法或感受要与我分享？

小万：谢谢你的关心。我发现我在处理母亲去世的悲痛时感到非常困难。我试图保持忙碌，但是当闲下来时，我总是陷入沉思和哀伤之中。

治疗师：你能告诉我，你在母亲去世后的日子里都做了些什么吗？

小万：当时我很难集中精力去学习，我也没有精力去上课，所以向班主任请了假。我大多数时间都是一个人在卧室里待着，看着母亲的照片，回想过去。我觉得不能忘记她，因为这样我就会失去她。

治疗师：我明白你的感受。你认为你和母亲之间的关系对你现在的哀痛有影响吗？

小万：我和我母亲关系非常亲密，她一直是我的朋友和导师。我觉得我现在失去了精神支柱，不知道该怎么办。

治疗师：你现在是否有任何其他人可以支持你？

小万：虽然我的父亲、弟弟和朋友都在身边，但我不想让他们看到我的弱点；而且父亲酗酒、弟弟年幼，他们也无法理解我的哀痛。我唯一能做的，就是藏好自己的情绪，不要让别人担心。

治疗师：那么你现在的日常生活是怎样的？

小万：我现在回到学习中，但是我很难集中精力。我常常感到疲惫不堪，情绪低落。

治疗师：这种情况十分常见。你和你母亲之间的关系是怎么样的？

小万：我们之间的关系非常亲密。她总是鼓励我去追寻自己的梦想，并给我提出很多建议。我们之间的互动方式也非常积极。

治疗师：你的母亲对你来说非常重要，但是现在她已经去世。这给你带来了很大的挑战。你能告诉我你是如何处理这个挑战的吗？

小万：我试图保持忙碌，但是当我闲下来的时候，总是会想念她。我很难想象自己如何度过余生。

2. 重构与逝者的关系

许多丧亲者在亲人去世后缺乏与他人的联系。最理想的解决办法不是让丧亲者完全切断与逝者的关系，而是让其重新审视、构建与逝者的心理联结。如果丧亲者能把已断裂的关系作为一种正面的心理资源加以利用，那么残存的依恋感就可能有助于丧亲者恢复与他人的联系。在重构关系时，治疗师不仅要鼓励来访者谈论与逝者生前相处时的积极画面，还要鼓励来访者谈论与逝者生前有过的冲突和消极的感觉，避免来访者对关系的过度理想化，让来访者对自身与逝者的复杂关系有一个更平衡、更全面的理解。

你和他的关系如何？你们的关系是否总是如此？你们之间的互动方式是怎样的，是否有不太理想的一面？失去他后，你的生活发生了怎样的变化？

值得注意的是，在亚洲文化中，表达对逝者的消极感受往往被视为不尊敬，可能会给来访者造成一定的心理负担。因此，治疗师可以先不与来访者讨论他对逝者的负面或矛盾感受，而是与来访者探讨他与逝者之间的相互期望，并在有差异的地方调整期望，使来访者能够以平衡的方式看待已故之人。可以从以下几个问题入手：

他对现在的你会有哪些期望？你会怎样做以实现他对你的期望？

案例中的小万认为她和她的母亲亲密无间，无论大事小事，小万总会与母亲谈论对这些事情的感受和她们之间相互的期望，她觉得无需言语，对方就能明白自己的心意。当治疗师让小万在脑海中想象一下她母亲可能对她有哪些期望时，她提到，一生被束缚在家庭里的母亲对自由十分渴望，母亲喜欢大海，但这辈子都没有见过大海。于是小万认为，她如果能带着一捧海沙和一瓶海水去祭拜母亲，母亲一定会很高兴。小万也确实按照"期望"将装有海沙与海水的瓶子安放在母亲的墓碑前。小万说她感觉她与母亲的距离不再那么遥远了，当她去墓地祭奠母亲时，她感到更加平静。小万也时常对着家里摆放着的母亲的牌位讲述自己的生活日常。小万似乎因此找到了更深层次的安慰，并与母亲重新建立了更加温和的联系。治疗结束后，小万说："我学会接受……无论是谁，都有死亡的那一天。"

小万在治疗师的引导下，尝试着在现世与已故的母亲重新建立联系。在这个过程中，她探索着与已故母亲的相互期望，这使她能够适应从生者与生者关系到生者与逝者关系的改变。

3. 建立其他支持性社会关系

（1）探索与身边人的支持性关系

丧亲者复杂哀痛情绪的形成可能与失去身边的支持和理解有关。现有社会支持对丧亲者来说十分重要（Barbara et al., 2009）。治疗师引导来访者探索与其他亲人或朋友进行情感交流和随意交谈，以重建关系和提高与他人交往的兴趣。治疗师可以这样对来访者说：

你知道，社会支持对每个人来说都十分重要。独自承受痛苦十分煎熬，所以当你感觉好一些的时候，也许可以从身边的人入手，尝试与他们建立联系。可以从相约一起散步开始，和你的朋友、家人一起从事一些有趣的活动，在你准备好的时候向他们抒发自己的情感、谈论身边的事物，这会让你的感受好很多。之后你可以和我讲述重拾或建立与他人的连接的感觉和所做出的努力。

治疗师与小万一起分析了她与父亲之间的关系。治疗师询问小万，在她的母亲去世后，她的父亲是否在行动上做出改变。很明显，她的父亲不是一个善于表达的人，不会用言语表达关心，但小万说，母亲去世后，父亲便辞去外地的工作，在离家不远的工厂里工作，喝酒的次数有所减少，并开始操持家里的大小事务。父亲经常鼓励她去跑步、郊游，以保持健康的身体和良好的心态。虽然小万没有主动地向父亲倾诉自己的悲痛，但她感谢父亲在她情绪不佳、需要独处时给予她的理解和关心。父女关系的转变减轻了她的焦虑，小万也愿意逐渐地向父亲敞开心扉。

下面是一个例子，演示了治疗师如何引导来访者寻找身边他人的支持。

治疗师：首先，你能告诉我你和你的家人、朋友之间的关系是怎样的吗？
来访者：我和他们之间的关系不是很好，我也很难向他们表达我的感受。
治疗师：那么你觉得为什么会这样呢？
来访者：我觉得可能是因为我总是想要表现坚强的一面，不想让别人看到脆弱的一面。表现自己的脆弱并不能让他人感同身受，反而可能受到他人的质疑。
治疗师：我明白了。在人际心理治疗中，我们通常会探索一个人与他人之间的相处模式和互动方式。你能与我分享你和你的家人或朋友之间的相处模式吗？
来访者：我觉得我和亲人之间的互动方式通常是非常消极的。我们之间缺乏沟通,我也不会轻易显露自己的悲伤。我的朋友虽然很关心我,但我总是很难接受他们的关心,我会感到内疚,觉得这影响了他们的情绪。

治疗师:我理解你的感受。你是否考虑过寻求其他形式的支持,比如参加一个表达悲伤的小组或寻求更多心理治疗?

来访者:我之前从来没有考虑过参加一个表达悲伤的小组,但我现在觉得这是一个好主意。我认为我需要更多的支持来处理自己的悲伤。

治疗师:很好,我会为你提供一些资源。现在,我想让我们回到你和你的家人或朋友之间之前的相处模式上。你能告诉我,你认为如何做才能让自己与他们的互动方式发生改变吗?

来访者:我想我可以尝试更开放和更诚实地与他们交流,主动表达我的感受和需求。我认为我需要学会接受别人的关心和支持。

治疗师:非常好。这是一个很好的开始。我们可以尝试通过一些角色扮演来模拟一些你与家人或朋友的互动方式。你愿意尝试吗?

来访者:好的,我愿意尝试。

治疗师:那么,假设我是你的父亲,你可以试着和我分享你的感受和需求。

来访者:爸爸,我想和你谈谈我最近的感受。我一直在努力面对妈妈去世的事实,但是我感到非常孤独和无助。我需要你的支持和理解。

治疗师:这样很好。现在,我们可以尝试模拟一些你与朋友的互动方式。你想象朋友问起关于你的情况,你可以试着回答他们。

来访者:好的。我想我会告诉他们我正在处理自己的悲伤,也很感激他们对我的关心和支持。

治疗师:你做得很好。这些都是处理你的悲伤和与他人交流的非常健康的方式。

(2) 发展已有爱好,挖掘新的兴趣

除人际交往外,帮助来访者重拾曾经的爱好或者添加新的兴趣活动,也可以使来访者重回正常的生活。可以先从以下几个提问和建议入手:

在她过世前,你最喜欢从事的活动是什么?你进行此项活动的频率如何?在她过世后,你是否还从事这项活动?频率如何?如果没有特别的兴趣爱好,你是否有感兴趣却未尝试过的活动?如果有的话,可以试着做起来,勇敢地迈出第一步,之后我们可以一起谈论参与这些活动的感受和收获。

小万一直在学习歌唱技巧与吉他演奏,但由于高考压力、学业繁忙以及母亲的去世,她已经一整年没有学习过歌唱技巧与吉他演奏了。治疗师建议小万试着重拾这些爱好,先从恢复歌唱技巧与吉他演奏的学习开始,并鼓励她参加学校里的文艺社团。在治疗师和她父亲的共同鼓励下,小万加入学校的文艺社团,团里都是与她年龄相仿且志同道合的小伙伴,小万迅速地融入这个群体并找到了归属感。

(3) 加入支持性团体

除了让来访者从身边人身上寻找支持性的力量外,治疗师还可以采取支持性团体的策略,将有共同经历的来访者组织起来,让他们相互交流、讨论,分享各自的哀伤、体验与成功的应对经验。通过"榜样"的示范,来访者们相互获得支持与帮助,一起度过正视悲伤的过程,恢复对未来生活的信心(Reynolds et al., 2006)。

上文中所提到的对悲伤反应(复杂哀痛)的治疗策略可以灵活运用在支持性团体中。值得注意的是,治疗师在引导团体中的某个成员释放悲伤、叙述与逝者的关系时,要注意观察其他成员的表情与行为,当发言的成员表现出非常悲伤或内疚、不安等情绪时,治疗师可以试着问问其他成员对发言者所说内容的所感所想。

支持性团体相比于个体咨询的优势:①咨询成本较低;②团体内的人际交互作用可以促使个体在交往中观察、学习、体验,认识自我、探索自我、调整并改善与他人的关系;③能建立一个较为真实的情境,如果让个体在与自己经历相似的群体中相互鼓励和倾诉,那么个体可能会比较容易放下戒备、诉说自己的苦痛,这样,个体的成长也许会是迅速的。支持性团体拥有一些个体咨询达不到的效果。

下面是一个例子,演示了来访者在支持性团体中的对话。

治疗师：你现在感觉怎么样？

来访者A：我感觉糟透了。我不知道该怎么办……（A哭了）

治疗师：谁想告诉A，你听到她母亲去世后有什么样的感受吗？

来访者B：妹妹，我能体会到你的痛苦，我知道失去挚爱之人是什么感受……

治疗师：A，当你听到B的话时，感觉如何？

来访者A：我觉得我并不孤单，但我也更加想念我的母亲。

治疗师允许A继续谈论她的母亲。如果团队中还有其他人陷于悲伤，治疗师可以试着问问他们对A所说的话的回应。

（四）结束治疗

结束治疗是IPT-A治疗复杂哀痛的最后一步。在治疗结束过程中，治疗师与来访者一起评估治疗效果，并讨论未来的计划和应对复发的策略。

治疗师应该帮助来访者逐步减少治疗次数，以便来访者逐渐适应治疗后的生活。结束治疗后，治疗师应该提供适当的跟进和支持，以确保来访者的相关症状得到有效的缓解和管理（Weissman et al., 2007）。

四、小结

IPT-A是一种有效的治疗方法，可以帮助来访者处理复杂的悲伤情绪。IPT-A治疗悲伤反应（复杂哀痛）的步骤有四步，即评估、设定具体的治疗目标、治疗策略的选择、结束治疗。

IPT-A治疗悲伤反应（复杂哀痛）的治疗策略主要有以下几种：

（1）了解与释放悲伤；

（2）发展已有爱好，挖掘新的兴趣；

（3）重构与逝者的关系；

（4）探索与身边人的支持性关系；

（5）加入支持性团体。

IPT-A通过帮助来访者识别和解决人际关系问题、为来访者提供情感支持、改善其人际关系和教授心理放松技巧,使来访者减轻悲伤情绪,获得内在平静感,从而使心理健康状况和生活质量得到提高。在运用IPT-A进行治疗时,治疗师可以与当地文化相结合,让来访者更加容易接受建议和做出改变。

(刘芳)

第七章

角色冲突

角色冲突这一问题领域指的是来访者的抑郁情绪主要来自人际冲突的情况。当来访者与其重要他人发生冲突,来访者与对方对彼此的关系有不同的期待且难以调和时,这个关系的冲突就可能引发抑郁情绪,并使来访者一直维持症状。来访者会对关系调和感到无助和绝望。治疗师与来访者可以选择围绕角色冲突来开展治疗。

案例呈现

小杨同学是一个患有中度抑郁症的16岁高中女性,母亲很关心她,同时对她要求很严格。升入高中后,她和母亲的摩擦渐渐增多。小杨回忆,进入高二后她的成绩出现波动,也是从那时开始,母亲常常对她说教,并且限制她外出和使用电子产品的时间。后来,小杨和母亲之间的关系变得越来越紧张,经常聊不够两句便吵起来。治疗师发现小杨在和母亲争吵后的一段时间里都会更加烦躁和焦虑。小杨会对母亲的不理解感到生气,同时会因冲撞母亲而感到愧疚不安。在家时,小杨会刻意回避和母亲接触,常常一回家就回到自己房间,关上门,这让她感到轻松,但同时又会自责,觉得自己躲避母亲会很伤母亲的心,可又感觉和母亲的关系没办法调和。在这矛盾的心情中,小杨渐渐对自己感到失望,觉得自己很没用。治疗师向小杨分析了她的抑郁症状似乎随着与母亲冲突的加深而出现,于是与小杨进一步探索母女关系之间不同的期待及无效的沟通模式,以便进一步确认治疗是否要围绕母女之间的角色冲突来展开。

一方面,青少年阶段是一个非常特殊的时期,由于处在一个身心快速发育的阶段,青少年的情感丰富、思考深入,遭遇人际事件时反应相对强烈;但又由于经验与技巧不足且行为冲动,往往会采取不恰当的方式应对冲突,如争吵、反讽、沉默、逃避和过度讨好等。最终,青少年会因无力解决人际冲突,而对冲突感到无助和绝望。另一方面,青少年阶段会经历许多变化,包括升学、亲子相处模式变化、交友模式变化以及开始探索亲密交往等,以致青少年可能会频繁地遭遇角色冲突。有的冲突可能会贯穿于抑郁症治疗的整个过程,且在抑郁症状得到缓解后依旧存在。

与青少年产生冲突的常见对象是家庭成员、老师、朋友和同学等。

家庭内部围绕学业和升学引发的冲突是非常常见的。比如,青少年在学校可能发展多种爱好,但父母不同意青少年把时间花在学业外的事情上,因此双方频繁发生冲突。青少年会感受到升学压力和周围的人对自己的期待的变化。比如父母和老师希望青少年用功学习,他们可能会比以往更直接和频繁地表达自己的期待,对青少年的要求也会提高。一些过去不被重视的事情在这一阶段可能会突然变成问题。比如,一位青少年的学习成绩处在班级中下游,而他的父母之前对此并没有太紧张,但到了高二,父母开始感到焦虑,便强势地要求青少年提高成绩。父母也可能是因为老师的提醒而感到有压力,所以提高了对青少年的要求,这些要求给了青少年很大的压力,从而引发其抑郁情绪。而抑郁的症状往往让青少年的认知能力下降,导致成绩下滑,这又会进一步激化家庭矛盾。另外,年幼的弟弟妹妹出生也是青少年发生角色冲突的一大原因。青少年产生心理落差可能因为父母对年幼子女较关注而忽略了青少年的心理变化,也有可能因为父母期待青少年承担照顾同胞的责任而让青少年难以承担。

在同伴关系方面,青少年可能会因为重视的朋友有了其他好朋友而感到失落。相比于青少年男性,这种现象在青少年女性中更为常见。青少年女性有"闺密文化",她们会希望最好的朋友与自己是彼此唯一的最好朋友,期待"闺密"能懂自己的一切心情,照顾自己的感受,并且与自己有共同的观念、兴趣和志向。当"闺密"的行为和自己的期待有所差异时,青少年女性往往非常受伤和失落。治疗师常会听到青少年女性表达"我把她当作最好的朋友,但我并不是她的唯一"诸如此类的话。比如,一位高二的青少年H同学和好朋友被分在不同的班级,她的好朋友在新的班级交到更多朋友,并且减少了和H同学的相处时间,如不再等H同学一起吃午饭或一起放学回家,H同学感到自己被忽视、被拒绝,陷入伤心和失望中。此外,如果青少年和同学的关系恶化,而他们和同学又每天会在学校碰面,这会让青少年感到自己无法逃离令他感到难受和痛苦的环境,从而产生无助和绝望的心情。

师生关系也会引发角色冲突。在青少年阶段,老师仍然是权威角色,青少年在一定程度上非常想要寻求老师的认同,且对老师的期待非常高。比如,有的青少年会期待老师是道德楷模,有良好的行为规范,对所有学生一视同仁,对学业的评分公平、公正。当老师没有满足青少年的期待时,青少年常常会产生失望的情绪;而当老师过于严厉、脾气不稳定或对班里的同学区别对待时,青少年就会产生许多恐惧和委屈的情绪。师生间的角色冲突有时并不会直接地表现为双向交流,青少年会把老师的评分、批语和态度等看作与之交流的一部分。学习成绩中等的学生有时会更在意老师的评价,因为他们得到的关注常常比学业优秀的学生或落后太多的学生要少。

第一节　角色冲突的确认

治疗师需要对青少年进行详细的病史问诊，并对其人际关系亲密圈进行探索，了解疾病发生前后青少年重要人际关系的变化，这样才能评定其主要问题领域是否为角色冲突。治疗师可以重点留意青少年关于情感的表达，尤其是一些抱怨和烦躁的心情，从而帮助青少年发现自己对关系的期待。通常，治疗师会发现青少年的多个关系都出现了问题，他们不止与一个人关系较紧张。这时，治疗师需要多留意在来访者抑郁症发病前发生较大变化的人际关系，而非青少年当下最关注的人际关系。有些青少年会难以察觉到自己人际关系的变化，比如紧张型和回避型依恋的青少年，他们常采取回避性的人际策略，即提早预测并回避有困难的人际关系，这使他们平常并没有太多的痛苦感，却常常会表现为心境平静但情绪低落。例如，小陆同学与舍友争吵后搬出宿舍，在学校周边租房，她觉得自己每天回到出租屋后不用和人打交道，非常轻松，但渐渐地，她在学习和兴趣方面都提不起劲儿，却找不到根本原因。在治疗师的干预下小陆调整了对舍友的期待并澄清了误会，后来情绪渐渐恢复。还有些青少年会表现为过度理智化，在遭遇人际冲突时，更关注的是怎么化解冲突，而非自己在其中的期待和需求，这类青少年常常也会想不起来遭遇的人际变化，因为在他们的认知里，这些都是"已经解决"的事件。在面对不能察觉到自己人际关系变化的来访者时，治疗师更需要留意青少年描述中的情感变化以及其描述时的状态，捕捉到过往症状变化的规律，帮助青少年发现人际关系对其情绪的影响。除了关注情绪和症状的线索外，治疗师还可以从了解青少年的人际交往模式和其对关系的观念入手，如果青少年表现出一些较为执着或刻板的观念，这意味着青少年对关系的期望往往是过高的，其人际关系遭遇困难的可能性就较大。

治疗师：你提到一开始有好几周都觉得心情很压抑、烦躁。我想了解一下你当时的生活有什么变化吗。

小杨：应该是从高二开始的吧。我摸底考试成绩很一般，排名名次掉下来很多，让我挺烦恼的。

治疗师：摸底考试让你很烦恼。

小杨：是的，但那很快便过去了。我想毕竟刚开学，后面状态好一点就能赶上来。

治疗师：后来发生了什么？

小杨：那周回到家，我妈妈突然说我在假期太放肆了，所以期中考试完成之前都不能让我出去玩，还让我周末去上补习班。

治疗师：你当时是什么感受？

小杨：我当时很茫然，觉得妈妈怎么突然这么生气。后来我才知道，是老师把摸底考试的成绩发给家长了。妈妈肯定是看到我的成绩才对我发脾气的。

治疗师：你当时有什么反应？

小杨：我当时不知道发生了什么事，所以反驳了她。我问："我又做什么惹你生气了吗？"

治疗师：你妈妈当时是什么反应？

小杨：她开始说教，说学习有多重要，说我有多不懂事。我当时觉得更烦了，因为当时不知道她到底为什么冲我发脾气。

治疗师：后来好几周，你都因为和妈妈发生的冲突而心情不好吗？

小杨：时好时坏。她不说我时，我心情就好；她说我时，我心情就不好。

治疗师：后来你们的关系有缓解吗？

小杨：没有，后来她好像看我不顺眼的地方越来越多了。我感觉自己做什么她都会不高兴。我买衣服，她就嫌我花钱；我和朋友打篮球，她就嫌我没有把工夫花在学习上。最近成绩一波动，她更是紧张得不行，整天给我讲大道理，我都不想理会她了。她还经常联系我班主任想知道我在学校的情况。我感觉自己一点儿自由都没有。

治疗师通过以下提问,和青少年一起进一步探索角色冲突。

你因为什么和妈妈起冲突?
你们的冲突最后怎么样了?
这个冲突是怎么开始的?
你对此是怎么想的?
你认为对方是怎么想的?
你有什么感受?
你认为对方有什么感受?
你对你们的关系有什么样的期待?
你对这段关系感到失望吗?
对方会感到失望吗?
如果你们的关系可以改善,你觉得需要怎么做?
你试过用什么方式去改善这段关系吗?结果怎么样?

在这一阶段,治疗师的任务是充分了解来访者认为的冲突、冲突双方对关系的期待、有效及无效的沟通,以及来访者潜在的人际交往模式。

回到小杨的案例中,治疗师为了诊断角色冲突,对小杨母女之间的关系进行了更详细的探索。治疗师首先了解了母女关系中各自期望的差异,并判断这种差异是否难以调和。

治疗师:听起来,妈妈对你学习的事情很紧张。你们常常因为学习的事情起冲突吗?
小杨:有时候是因为学习,有时候她会因为自己的事向我撒气。
治疗师:比如呢?
小杨:比如爸爸惹她生气了,她就说这个家没有人关心她。她工作有压力时也会数落我,说我一点儿都不体谅她的辛苦,不主动关心她。

治疗师：这些矛盾都是从你上高二开始的吗？

小杨：她从我上高一开始就老说我不关心她。我高中开始住宿，只有周末回家。我有时周末会约同学一起出去玩，当时她就说我回家也不留点时间陪陪家人，不关心他们。

治疗师：当时你会觉得心情不好吗？

小杨：有一点，但当时她只是唠叨一下，所以我一有事做就忘记了，不太放心上。现在一回家就争吵不断，我有点儿受不了了。

治疗师：学习的问题让你们之间的摩擦更多了？

小杨：是的，我觉得她认为的认真学习就是把所有时间都花在学习上，不能有一点儿放松。这哪做得到啊？

通过更多的探索，治疗师了解到小杨进入高中后把大部分时间花在学习和兴趣爱好上，母亲则开始抱怨小杨在家待的时间少了，在家时也只抱着手机打游戏或和朋友在网上交流。从高二开始，小杨的学习成绩没有高一时稳定了，母亲便更加反对小杨的娱乐消遣。母亲想要限制小杨的手机使用和外出时间，因此两人的争论和摩擦变得更频繁。

对于两人对关系期望的分歧，小杨的解读是：母亲期望小杨可以像过去一样多与她相处，和她无话不谈，而小杨上高中后想要多和志同道合的朋友相处，想要多拥有一些属于自己的空间。关于学习和生活，母亲认为小杨和朋友的交往只关注和学习无关的事情，注意力不在学习上，这样下去会产生严重后果。母亲还认为小杨没有正确的消费观，认为她经常乱花钱购买没有用的东西，也不懂得体谅父母工作辛苦。小杨则认为成绩波动只是没有习惯新学期的教学，自己平常也很努力学习，所以休息时想好好放松，并不是母亲所想的心思没有放在学习上，对于母亲的说法，小杨感到无奈和委屈。

了解小杨对母女之间期待差异的看法后，治疗师接着通过访谈了解这对母女之间的沟通模式，看看母女之间的沟通习惯是否加剧了冲突。

治疗师：你在这种情况下想说些什么？

小杨：我什么都不想说，说了也没有用。妈妈可能就停两天，然后还是管这管那，她对爸爸也是这样。

治疗师：你对此有什么感受？

小杨：我觉得很委屈，她总误会我。

治疗师：你有尝试过让母亲了解你的感受吗？

小杨：我什么感受最明显，她应该会知道的吧。

治疗师：听起来，你没试过直接告诉母亲你真实的想法？

小杨：也不是完全没试过。一开始我会和她解释，我说："成绩不好也不是我所希望的。"

治疗师：你其实想表达的是什么？

小杨：我并不是故意考不好，我一直都在调整自己，但需要时间慢慢适应。

治疗师：你觉得母亲理解你的意思吗？

小杨：嗯……我想她可能没有完全理解，但应该知道我的意思。但我感觉她听不进去，过两天又会开始说教。

治疗师：当她这么做的时候，你会说什么？

小杨：我就跑回房间关上门，不想和她说话。

治疗师：你回房间关上门，母亲对此是什么反应？

小杨：估计很生气吧，她有时会一直敲我的门要求我出来。

治疗师了解到小杨与母亲交流时常用不直接的沟通方式，如反问、讽刺等；同时，小杨对母亲不能体谅她的感受感到委屈和生气，解释多次后，对沟通感到绝望，感觉母亲不可能做出改变，后来渐渐开始回避母亲。当母女有分歧的时候，小杨常常选择沉默或回避，有时回到家便马上以疲劳或准备测试为由回房间躲避与母亲的会面。但回避的行为又让小杨常常自责，觉得自己让母亲担心了，也辜负了母亲对自己的关心（见图7-1）。

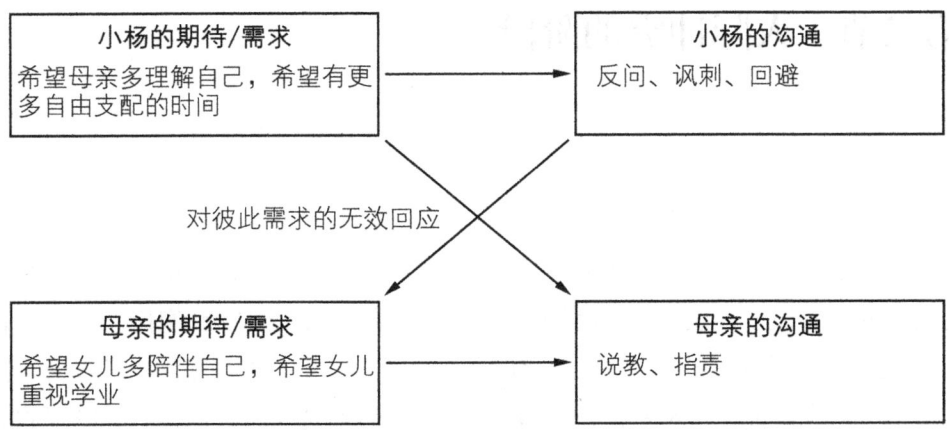

图7-1　小杨与母亲的不一致的期待和无效沟通形成的问题模式

随着治疗师对小杨探索的深入,确定了小杨的抑郁症状来自她和母亲不一致的期待所引发的冲突。而双方无效的沟通模式,更让冲突无法解决。治疗师为小杨制订了围绕角色冲突展开人际关系心理治疗的计划。

第二节 人际冲突的阶段

在确定所处的问题领域为人际冲突后,治疗师首先要和青少年一起确定所处的角色冲突阶段。一般而言,角色冲突分为三个阶段,即再协商、僵持和关系破裂阶段,根据所处阶段的不同,治疗师有不同的处理方式。再协商是指双方仍处在对他们之间存在的差别和争议做积极处理的阶段,但是并不一定能达到良好的效果。比如这个案例中的小杨,她在开始时仍和母亲进行积极的沟通,虽然这种沟通常常用争吵等激烈的方式来进行,但从本质而言,双方都是在意识到彼此之间的差异后,才进行积极的对话和协商,期望能够达成一致。对于处于该阶段的青少年,治疗重点是帮助青少年看清自己对关系(父母)的期待、调整其与父母之间的沟通方式,从而解决冲突。治疗师可以这样提问:

对于这件事情,你对母亲的期待是什么?母亲对你的期待是什么?你们知道彼此的期待吗?

你们是如何交流的?你说了什么?母亲是什么样的反应?当时你有什么感受?你又是如何应对的?

为解决这个问题,你做了哪些尝试?母亲有做出哪些改变吗?

僵持阶段是指双方因为无法达成一致的观点而出现"冷战"的局面。此时的冲突是沉默的,一方或者双方可能都没有再协商下去的想法,用"沉默无言"来应对彼此之间的差异和冲突。此时,来访者可能会有压抑、愤怒、无望等情绪,感到被误解,但不想再说出来。比如这个案例中的小杨,在多次沟通无效后,认为母亲无法做出改变,因此感到绝望,渐渐变得沉默,开始选择用沉默或回避的方式来解决和母亲之间的冲突。同时,她的内心感到委屈和愤怒,但不愿意表达,觉得和母亲沟通无望。此时,治疗重点是和来访者澄清双方之间存在的冲突话题,重启再协商模式,帮助青少年寻找到更好的办法去沟通,解决其所处的困境。治疗师可以这样提问:

你们这种冷战持续了多久?其间,你的情绪怎么样?
你觉得是否有可能结束这种冷战状态?如果有,你觉得需要做些什么?

在关系破裂阶段,双方的矛盾已经达到不可调和的局面,一方或双方主动想要结束这种难以忍受的关系。尽管关系破裂通常不是第一选择,但如果我们的来访者通过再协商仍不能感到满意,则关系破裂有时候也不失为一种结束关系的方式。对于青少年而言,关系破裂常见于其和朋友或师长之间的相处。有时,关系破裂会出现角色转换的问题。治疗过程中,治疗师需要帮助青少年学会正确地看待关系、哀悼失去的角色,并在新的角色中发展新的机会、建立新的联系。治疗师可以这么提问:

你们的冲突真的无法调和吗?现在只能分开吗?
你有什么打算吗?
分开后,你会如何看待这段关系?

在某些极端情况下,也会出现青少年和父母之间的关系破裂,虽然和父母之间的关系往往是不可割裂的,但是治疗师可以和来访者一起探寻能将痛苦降至最低的方法。

对于青少年而言,和父母发生冲突的情况非常常见,如本案例所示的小杨和母亲之间发生冲突。这种冲突常常由父母的传统价值观和青少年价值观之间的差异所导致。小杨希望能够按照和同龄人一样的方式去安排自己的生活,包括打游戏、上网交流和外出娱乐等;而母亲则希望小杨能减少"不好"的社交,在学习上投入更多时间。小杨经过多次沟通无效后,因母亲不理解自己而感到失望。而且，治疗师通过沟通分析发现，小杨在与母亲的沟通中多采用非直接的沟通方式，如反问、讽刺等，这不利于问题的解决。在 IPT-A 中，我们需要帮助小杨意识到自己行为背后的感受，了解自己对母亲的期待，并通过调整自己的期望，以及改变与母亲之间的沟通方式来解决问题，从而改善负面情绪。

第三节　管理角色冲突

对于青少年的人际冲突而言，治疗的目标是识别冲突、选择合适的行动方案、修正不良的沟通方式、调整期待，从而解决人际冲突。

在青少年的人际冲突中，常见的是青少年与对其重要的个体，如父母、师长、朋友之间发生的冲突。人际治疗师要始终站在来访者的角度，积极地参与问题的解决，但并不保证一定可以用某些方式解决青少年的人际问题，也不必一定要来访者强行保留那些不佳的，甚至可能带来伤害的人际关系。在大多数情况下，处于抑郁状态中的青少年会低估自己解决问题的能力，更倾向于压抑自己的需求。在治疗过程中，帮助青少年认识到他们自己有能力合理表达自己的需求，并可以在一定程度上影响结果的最终走向，这一点是非常重要的。

通常来说，治疗师采用的策略是帮助青少年去探索自己的感受和需要，识别冲突双方对彼此期待的差异，探寻这种差异与冲突之间的关系，最终寻找到解决冲突的方式。最终冲突的改善可能源于双方行为的改善，也可能源于彼此对对方期待的改善。例如，父母更加能够接纳孩子的态度，青少年更加能够接受"老师也有缺点，并不是完人"的事实。

在青少年人际角色冲突的会谈过程中，前期的会谈目标常常是探索感受、期待和沟通分析，后期则常常围绕决策分析和问题解决。治疗师要始终专注于帮助青少年寻找潜在的、可以解决人际冲突的策略，这种从探索到行为转变的模式可能会贯穿IPT-A的始终。

当这样做的时候，你内心的感受是什么？
你期待母亲对你说什么？她的反应是怎样的？你当时的感受又是如何？
你认为母亲对你的期待是什么？对此，你怎么想？

这样做的目的是帮助青少年理解在冲突过程中他们内心的复杂感受。处于抑郁情绪中的青少年常常压抑自己的情绪和需求，即使是一些看似"张牙舞爪"的青少年，其实有些也只是为了掩饰或回避内心的无力、无助感。治疗师需要帮助青少年了解他们内心的复杂感受，并鼓励其表达情绪，包括潜藏的愤怒、害怕、悲伤或无奈，这常常是解决问题的开始。除了情绪表达困难，处于抑郁症中的青少年常常不能坚持自己的需求，不能采取适当的方式在人际交往情境中表达自己的愤怒。例如，在和父母的关系中，孩子常常认为愤怒是一种"不好"的或者"不礼貌"的行为；还有些青少年认为为自己发声是一种自私的表现，会伤害父母，因此会产生自责感。人际治疗师需要将这些感受正常化为人际交往情形下的正常反应，鼓励青少年清晰地表达自我意愿，以此帮助他们获得力量感。

愤怒是一种正常的情绪，意味着其他人惹恼了你。如果你不告诉别人是什么惹恼了你，那么这个人有可能会继续做令你愤怒的事情。

当你抑郁的时候，你会特别难以表达这些感受，但是如果你尝试这样做，会有助于改善你在人际冲突中的状况，并且减轻你的抑郁情绪。

每个人都有需求，把它清楚、肯定地表达出来很重要，否则别人并不知道你想要什么。

如果你从不告诉别人你自己的需求，他们就不会知道你的想法，这样你也得不到自己想要的。

这对你不公平，并且你会因此产生怨恨，觉得不被理解或不被关爱，这种情绪最终将会影响你对他们的感情。

当青少年更加清楚地了解了自己的感受和期待，也了解了人际冲突的双方对彼此期待的差异后，治疗师可以开始和青少年探讨行动的可能性。如本章中所举例的小杨，她期待母亲能够理解自己，希望自己有更多可以自由支配的时间。母亲的期待则是女儿能够更多地陪伴自己，把更多时间花在学业上。不一致的期待是导致双方的冲突的主要原因。而治疗师通过沟通分析还发现，小杨在和母亲的沟通中,常使用非直接的沟通方式,如反问、讽刺等,而且默认母亲应该知道自己的需求。这种无效的沟通方式使冲突长期无法解决,甚至加剧。小杨经多次沟通无果后感到绝望,认为母亲无法做出改变,因此常常用沉默或回避的方式来面对与母亲之间的冲突,并因此产生自责感,且不愿再去表达。两人的冲突阶段由此从再协商阶段演变为僵持阶段。在这些反复出现的、令人痛苦的争执过程中,青少年常常无法直接表达自己的负面感受,忽视了一些潜在的、可以解决问题的途径。在和青少年进行探索和沟通分析之后,治疗师要开始着手准备与青少年探讨各种行为的可能性。要打破这种僵持的模式,让冲突双方可以重回再协商阶段中。

你是否曾经直接告诉父母你的感受?他们的反应是什么?
如果这样做了,你认为会发生什么事情?你愿意尝试吗?

良好的沟通需要来访者能直接表达自己的愿望,并能够反对他人过分的要求。

我希望在我完成了一天的学习回到家中时,能有一些独处时间。
我希望在受挫的时候,你能安静地听我讲什么,而不是急于指责我的过失。
我希望每天能有一些自由支配的时间,这样我会感觉自己像个成年人,并被重视。
虽然我很在乎你,但我不喜欢你因为和父亲发生争执,转而向我发脾气。
当你这样做的时候,请停止向我发脾气,因为这样,我会觉得很委屈。

有时,治疗师应该适当地鼓励青少年直接与对方讨论自己所认为的冲突,多倾听,鼓励他去描述他们的谈话方式。

你们是不是不太情愿去接近彼此?你们是怎样处理彼此之间期待的不同的?

你和母亲之间是怎样沟通的?

你们之间的讨论进行得怎么样?你说了些什么?她说了些什么?你当时有什么感受?接着你又说了些什么?

结局是怎样的?

你喜欢你的处理方式吗?哪些看起来是没有奏效的?你高兴你和她一起讨论过了吗?下一步,你该怎么办?你有哪些选择?

你们能否以一种无伤害的方式处理问题?

如果青少年能够学会使用合理的方式向对方直接地表达自己的需求和期待,甚至可以主动寻找问题的解决方法,询问对方当发生冲突时,希望自己能做些什么并且告诉对方自己的需求,就能通过整合双方需求的方式,让双方的需求都能得到满足,角色冲突就能被成功地重新协调。在探讨各种策略,解决人际角色冲突的过程中,除了调整双方的合理期待外,还包括减少非理性冲动行为、调整无效沟通方式、学习如何避免可能发生的某些不好的情境等。

角色扮演常常在IPT-A中被用来进行沟通技巧的练习。它可以协助青少年预测哪些问题会发生,练习如何在冲突中表达自己的情绪和愿望,如何避免发生不好的情况等。角色扮演在人际心理治疗中并非总是必需的,但它是帮助青少年进行沟通练习的一种非常好的方式,尤其是对于常采取回避性的人际策略的青少年而言,练习是非常必要的。通过治疗室内的练习和治疗室外的应用,青少年可以获得更好的掌控感。

刚才我们讨论了使用合理的方式表达自己的需求。现在我们来练习一下,好吗?假设我是你的母亲,你会怎么告诉我你的需求?

现在我们来进行角色扮演,假设我是你的母亲,我再次出现情绪暴躁、失控,你会怎么处理?

在这样的交互过程中,治疗师需要注意以下几点:①充分地讨论可能遇到的困难,并为此做好准备,始终鼓励青少年积极地尝试改变;②让青少年注意到情绪的变化与处理方式之间的联系,促进积极方式的持续;③强化有效的适应性策略;④如果进展不顺利,要表示共情,并且寻求可替代的方法。

在治疗工作中,治疗师有时候还需要向青少年及其父母亲解释抑郁症状是什么,以及如何缓解症状。尤其是在青少年和父母发生冲突时,需要更多地邀请父母参与到青少年的治疗中来,与父母的交流可能带来冲突解决的出口,促进冲突的解决,促使会谈关系的协商。治疗师和来访者父母保持一个良好的联盟,能够帮助他们认真对待青少年的病情,了解处于抑郁状态的孩子的想法,并能够让他们知道自己在青少年问题的解决中起到的作用。建立整个家庭的治疗联盟,无疑会给青少年带来更好的支持,但与此同时,也需要考虑青少年和家庭成员之间的边界问题,这点需要在治疗中和青少年进行充分的协商后,视人际问题的特征而定。

管理人际角色冲突的关键在于识别冲突、选择合适的行动方案、修正不良的沟通方式、调整期待,以此促进冲突的解决。尽管有时候最终的结局未必总与青少年的期待一致,但是在此过程中,青少年可以意识到他们自己能左右部分结果,而非完全听由他人决定,他们可以参与到问题的解决当中,理解冲突产生的原因,学习如何清晰地表达自己的立场和主张,练习更好的沟通方式,并获得一定的掌控感,这些都能促进青少年改善抑郁情绪。

(许桦,蔡雯)

第八章

角色转换

案例呈现

菲菲,17岁,高二女生。高一下学期因原班长转学,菲菲被推选为新班长,但管理班级时感觉压力很大,担心自己无法胜任,也担心让老师失望。3个月前,菲菲进入高二后,由于学业压力增加、管理班级"不顺利"等,她逐渐出现睡眠质量差,开心不起来,做事没兴趣、没动力等抑郁症状。她因上课无法集中注意力,担心影响学业而来就诊。精神科医生诊断其为"轻度抑郁症发作",建议予以心理治疗,暂时不用药物治疗,定期随访。

第一节　角色转换的确认

在 IPT-A 治疗中,问题领域的划分是十分关键的,它有助于治疗师和来访者更好地理解症状,有针对性地开展工作。角色转换这一领域的覆盖范围比较大,除悲伤反应及角色冲突外的大部分状况,都可以归入这一问题领域。

角色转换是指个体在需要改变旧有角色或者适应新角色时遭遇困难。通常生活发生变化时,个体的情绪、生活方式、行为方式和人际关系等方面均会受到影响,在这种变化过程中,个体遭遇困难,就容易引发焦虑和抑郁症状。在青少年的生活中,较为常见的变化有家庭成员的变动(如父母生育二胎或三胎、父母离异等)、搬家、转校、升学、成绩变化引发的处境变化等,也包含一些各年龄段共通的问题,如罹患重大疾病、面临亲人去世、家庭经济情况变化等。任何形式的生活变化都可能引发一系列情绪问题。在传统观念中,人们通常认为坏的事情容易诱发情绪问题,事实上,我们发现一些普世价值下好的事情也可能引发情绪问题。比如考试考了第一名,诱发焦虑情绪,担心是否能继续保持第一名的位置,引起抑郁症状;考上重点高中,但是因为环境变化,面临学业竞争压力,引起抑郁症状。

一旦发生变化,意味着我们需要做出一些调整和改变,以适应改变了的环境或处境,当个体无法适应新的环境和角色时,或者在适应过程中面临问题时,角色转换的问题就产生了。在这个问题领域当中,我们需要关注角色转换对于来访者的意义,例如这个转变触动了什么改变,来访者得到什么、失去什么,需要面临什么、付出什么;在新的环境中,来访者需要适应什么,这个新环境对来访者有什么不一样的期待,来访者是否能够满足这种期待等。当对未来产生失控感时,痛苦也就产生了。

在青少年治疗工作中,一般情况下,治疗师还需要和其家庭建立联系,从家庭视角获取更多信息,同时需要得到家庭的支持与协助。来访者父母提供的讯息,也能更好地帮助治疗师确认问题领域。

一、从情绪变化的节点切入

关注来访者抑郁症产生的节点,关注来访者生活经历及人际关系的变化,如果发现抑郁的发生与某些角色变化相关的生活事件存在关联,那么IPT治疗师就可以关注该事件,试着将来访者目前的情绪状态与角色转换过程中存在的问题或冲突进行关联。青少年的问题通常是隐匿多年的。敏感且重视孩子心理健康的家庭可能会在孩子刚出现心理问题时便及时进行干预,但在我们的文化背景下,青少年的异常心理通常在他们出现厌学、自残,甚至自杀等行为后才被发现。当然,随着心理健康校园普查工作的推广,有一部分青少年的问题也可能会在普查中被发现。青少年的心理问题一般与家庭情况、学习压力和人际关系相关,也与性别认同、性取向和个人发展等有关。

家庭结构的变化:在当前社会背景下,二胎或三胎的出生常引发角色转换问题。父母离异、重要家庭成员去世、新生命降临或者父母与新伴侣结合等家庭结构变化,都有可能导致青少年角色转换问题,并引发其抑郁症。

压力性事件:尚未做好准备,但是需要开始住校生活;担任班干部,但是无法承受过大压力;进入新的校园环境而无法适应等。

人际关系变化:和朋友决裂后,无法展开新生活;朋友有了新的好朋友,自己无法接受与他人共享朋友等。

一些特殊情况:意识到自己可能是同性恋,对于自己同性恋的身份无法认同;遭遇性侵犯后,无法接纳自己,也无法面对自己和周围人群。

二、详细评估分析

对来访者的情绪水平进行评估,可借助一些评估工具,比如来访者健康问卷(PHQ-9)。如果条件不允许,那么在访谈中也可以对其情绪水平进行评估。可以关注其近期的总体情绪状态、应对变化时的感受等,明确来访者是否具备能力去应对角色转换,应对角色转换的过程中遇到了哪些困难,人际关系上存在什么样的扰动,应对新的角色时遇到什么样的挑战。同时需要兼顾旧角色对于来访者的意义,了解失去旧角色对他们而言造成了什么样的麻烦,使他们失去了什么。在所有过程中,都需要留意人际关系的变化,以及人际关系变化对来访者的情绪和资源造成什么样的扰动及影响。一般来说,治疗师可以进行以下提问:

所以,你是从什么时候开始感到情绪低落的?当时发生了什么事?

当意识到自己再也不能像从前那样独占父母的时候,你有一些什么样的感受和想法呢?

你觉得作为一名插班生,现在面临哪些困难呢?

评估中也可以使用IPT问题领域评估问卷辅助确认问题领域。

三、菲菲的第一次心理治疗

菲菲妈妈带着菲菲按约定时间来到诊室。治疗师先做了自我介绍,告知菲菲妈妈关于时间的安排,让妈妈先在诊室外等待,快要结束时会邀请妈妈进来,然后对菲菲进行初始访谈。

菲菲,你好,我今天主要了解一下你的情况,做一个简单评估,看看有什么是我可以帮助你的,好吗?

菲菲讲述自己目前在一个市重点高中读书,现在读高二。在高一下学期时,原来的班长转学,班主任便推荐菲菲担任班长。开始的时候,菲菲有些犹豫,但班主任鼓励菲菲锻炼和学习一下,菲菲便决定尝试担任班长一职。担任班长前,菲菲的"人缘"和成绩都比较好,和很多同学打成一片,但做了班长后发现产生了很多烦恼,比如担心自己"管"同学,而导致同学不爱和自己玩了;比如觉得班长要"以身作则",这给自己带来很大压力,不能像当普通学生那样自由;比如好朋友在课堂说话,自己"管"她,她会不高兴,不"管"她,其他同学会说班长偏心等。班主任比较支持菲菲,让菲菲大胆去管理班级,遇到困难可以去找他,但对菲菲来说,她不愿意去班主任那里"告状",也不愿意让班主任知道自己难以胜任。随着学业压力增大,菲菲感觉精力不济,很难兼顾这么多事情,出现睡眠质量差,开心不起来,做事没兴趣、没动力等抑郁症状,上课无法集中注意力。她希望通过心理咨询早点调整过来,让自己重新快乐起来,并能够胜任班长这一职务,减少情绪对学业的影响。

随后,治疗师了解到,这是菲菲第一次抑郁症发作,父母觉察到菲菲情绪不对劲,带她到医院就诊,精神科医生建议先进行心理治疗。这也是菲菲第一次接触心理治疗,目前菲菲无躯体疾病,无自杀想法和行为,无精神疾病家族史。

治疗师运用PHQ-9评估菲菲的抑郁程度,得分是9分,显示可能有轻度抑郁症。随后,治疗师邀请菲菲妈妈进来了解一些情况。菲菲妈妈讲述女儿从小很优秀、很独立,在菲菲上幼儿园大班的时候,父母离异,菲菲由外公外婆带大;在菲菲13岁上初一的时候,妈妈再婚,所以后来菲菲和妈妈、继父一起生活。菲菲有个同母异父的6岁妹妹,两个人关系一般。菲菲在家里不太提及学校发生的事情,和父母交流也比较少,但父母比较尊重她的选择,多数事情是由她自己做决定。

治疗师向菲菲和她的妈妈介绍了心理咨询的工作模式,包括时间设置为每周一次,每次50分钟;固定时间、固定地点;保密原则及保密例外;请假制度(若一方无法做咨询,需提前48小时通知对方);治疗分为初始阶段、中期阶段和结束阶段,以及每个阶段的治疗内容等。

四、菲菲的第二次心理治疗

治疗师告知菲菲她得了轻度抑郁症,随后进行心理教育并赋予她"有限的患者角色"。具体内容如下:

抑郁症是一种常见的心理疾病,在青少年中十分常见。主要表现有情绪低落、兴趣减退、开心不起来、做事没兴趣和没动力、自我评价偏低等,严重者甚至觉得生活没意思。当情绪抑郁的时候,我们可能很难集中注意力做事情,比如写作业,可能也不想和别人交流,这些都不是因为我们"懒惰""没有意志力"或"矫情",仅仅是因为我们生病了。

引起抑郁症的病因有很多,比如遗传、环境压力、个体性格等。抑郁症是可以治愈的,但需要一个过程,在治疗期间,我们要放低一些对自己的要求,需要在学业和生活中做出一些调整,就像我们感冒了,有些发热、咳嗽、流鼻涕的症状,可能身体也会变得虚弱。这时候,我们要调整生活节奏,让自己稍微休息一下,同样地,抑郁症也是,它提示有事情在困扰着我们,需要我们做出一些调整。我相信,在我们的共同努力下,病痛会慢慢好起来的。

治疗师使用人际关系清单了解菲菲的人际环境,评估重要的人际关系质量(见图8-1)。

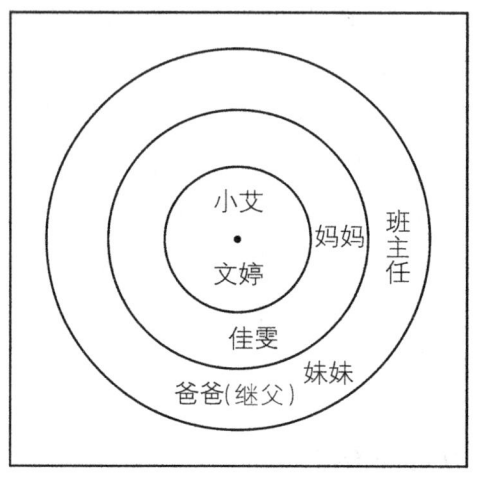

图8-1 菲菲的人际关系清单

研究发现,人际关系对我们的影响还是非常大的,积极的关系会给我们带来很多支持。接下来,我们先来了解一下你的人际关系。我们会使用一个叫作"人际关系圈"的简单工具来评估你当下的人际关系。在这张纸上,我在最中心画一个点,围绕这个点画三个同心圆。假设中间这个点代表我们自己,我们所有关系都是以自己为中心建构的,根据这三个同心圆,将关系分为三层,离我们最近的内圈代表和我们关系最紧密,可以给到我们非常多支持的人;中圈代表关系稍微远一点,可以给到一般支持的人,以此类推,外圈代表与我们关系更疏远的。你能在这张纸上列出7~8个人的名字或称呼,以代表他们和你的关系吗?

我们需要注意一下,就算是几个名字都在内圈,代表的关系亲疏远近也是不一样的,距离中心点越近,代表关系越紧密。我们所说的"距离",指的是心理距离,而不是物理上的距离。

治疗师需要根据情况做适当引导,7~8个名字或称呼也只是一个指引,每个人的人际关系都是独一无二的。在临床中,有的患者密密麻麻地写了很多人的名字,有的患者却很难写出几个名字,也有的患者内圈是空白的。人际关系圈是内在人际感知的一种体现,治疗师要针对实际情况做出适当调整。

患者写好后,治疗师要和患者逐一讨论每一段关系是怎么样的、他们是如何相处的。治疗师可以这样提问:

你想先介绍谁?
你们是怎么认识的,是如何相处的?
你们多久见面一次?
和她/他在一起时你是什么感觉?
当遇到困难时,你会向谁求助?
你会如何求助?

小艾是菲菲的同班好友,两个人从初中开始认识,但上了高中关系才开始亲密,小艾性格大大咧咧的,学习成绩不好,但人缘很好。在菲菲担任班长前,两个人午休时经常一起去天台吃零食;但自从菲菲做班长后,忙于班级事务,和小艾一起去天台玩耍的频率不断减少。有时候,小艾会在课堂上讲话,菲菲感觉很纠结,担心"管"小艾会让她不高兴,影响朋友关系,但如果不"管",又担心其他同学说自己偏心。

文婷是菲菲的初中同学,两人目前不在一个学校,微信上经常联系,也经常一起打游戏。文婷比较理解菲菲,所以菲菲有时候遇到同学间的矛盾也会和文婷讲。

菲菲妈妈是一个比较理性、负责的人,对菲菲比较支持,但菲菲感觉与她不亲近。妈妈需要忙很多事情，菲菲不想给她添麻烦。妈妈和外婆经常因为妹妹的事情起争执，所以在家的时候，菲菲多数时间待在自己的房间里。

佳雯是菲菲高中隔壁班的同学，也是小艾的好朋友，之前三个人经常在一起玩。因为菲菲是通过小艾才认识的佳雯，所以两人关系不像和小艾那样亲近，但也不错，也可以一起出来玩。

班主任主动提议菲菲做班长，对她比较支持，告诉菲菲有任何困难都可以找他，但这也会给菲菲带来压力，菲菲希望自己能够做好班长这个角色，不去麻烦班主任，也不想辜负他的期待。

菲菲爸爸（继父）工作比较忙碌，与菲菲交流时间很少，一般比较客气。菲菲的事情多由妈妈和外婆负责，和继父接触少。

妹妹是小学生，家里比较宠她，所以特别没有规矩。晚上妈妈会盯着妹妹写作业，期间经常发生冲突。菲菲和妹妹关系一般，不是很喜欢她，也不愿意多管她的事情。

同伴关系对于青少年非常重要，从菲菲的人际关系清单中，治疗师了解到目前菲菲最亲近的人是同学小艾。小艾、文婷和佳雯都是与菲菲关系不错的同龄朋友，同时班主任和妈妈也是很有力的支持者，但因菲菲不愿意给别人增添麻烦，或者不知如何使用支持系统，所以她在需要帮助的时候感到很无力。所以，治疗师计划在治疗中期，帮助菲菲看到自己的支持系统和练习如何求助，从而缓解她的抑郁情绪。

综合这几次的会谈资料，治疗师思考菲菲的依恋模式。通过人际关系清单，治疗师了解到菲菲如何和身边重要的人相处，从而总结出菲菲的依恋模式。这有利于治疗师更好地了解菲菲，建立良好的治疗联盟，也有利于治疗师预测治疗过程中可能遇到的困难及预后。

鲍尔比（Bowlby）和安斯沃斯（Ainsworth）描述了三种依恋模式：①安全型；②回避型；③焦虑型。

安全型依恋的青少年能够带着安全感探索世界并寻求新的关系，能够在需要帮助的时候向他人寻求照顾，同样能够在他人有需求时提供照顾。回避型依恋的青少年在早期生活经历中往往没有得到充分照顾,所以他们经常表现出强迫性的自我依赖等行为,往往只建立表面关系或完全回避亲密的关系。焦虑型依恋的青少年总是专注于确认依恋需求是否得到满足,他们不断试探别人,看其是否与表现的关怀相一致。这种不断寻求保证的行为会使养育者感到疲惫,导致养育者出现拒绝行为,这又会引发进一步的寻求保证行为。这类青少年通常专注于在关系中获取足够的关怀,而缺乏为他人提供持续关怀的能力。梅因(Main)和所罗门(Solomon)确立了依恋的第四种模式——紊乱型。其通常以童年创伤事件为前提,表现为侵入型创伤记忆、解离、情感失调、外化行为、无法忍受亲密关系。这种依恋类型者通常不适合直接接受IPT-A治疗,需要先解决创伤问题。

根据个人成长经历中被对待的方式,一个人会形成关于自我和他人的感知,即自我是否能够胜任、他人是否可信,由此,巴索洛夫(Bartholomew)和霍洛维茨(Horowitz)把人际关系中的依恋分为自我模式和他人模式(Stuart, 2012)(见图8-2)。

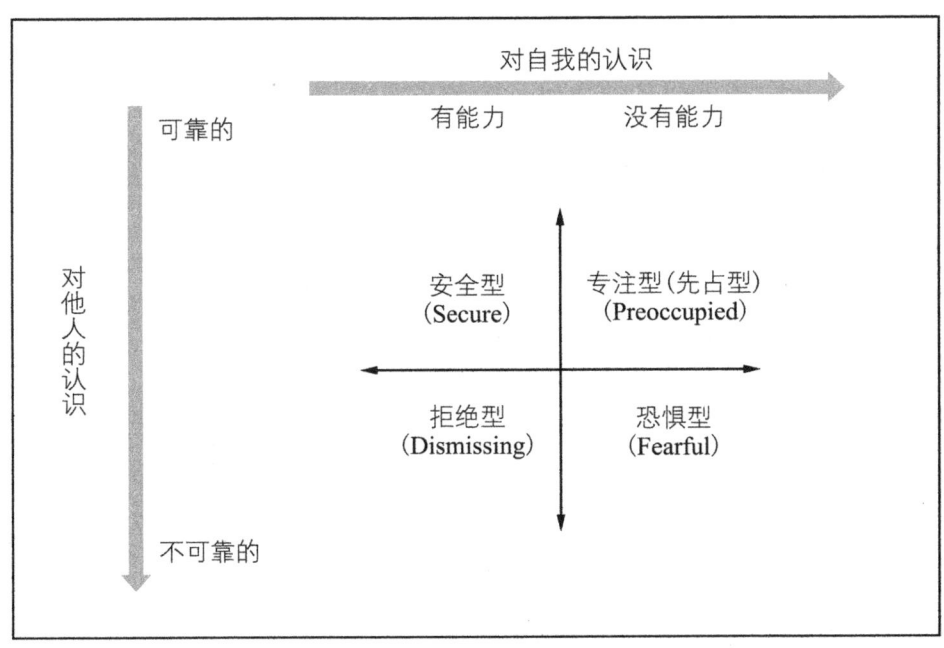

图8-2 人际心理治疗中依恋的四象限模型

在菲菲遇到危机前,她的依恋模式可能更偏向安全型,随着担任班长这个危机的出现,其人际关系感知慢慢变得不安全,对别人的感知多是不可靠、不可信,对他人的信赖程度低,对自我却很信任,所以菲菲的依恋模式转向拒绝型。根据菲菲的依恋模式,治疗师在治疗过程中要给予更多尊重和共情,建立良好的治疗联盟后,再进行更深入的治疗工作,同时要多给予患者回应。

第二节　治疗目标和策略

和其他心理治疗技术相通的是,我们同样要与来访者共同商量和确认治疗目标。常见的治疗目标主要有:①放弃旧角色,迎接新角色;②适应新角色,发展对新角色的胜任感。当然,贯彻始终的是对情绪及人际关系的关注。不管设置什么样的治疗目标,最终都将达到改善情绪的效果。在实际操作中,来访者可能会提出这样一些目标,比如:

我希望能适应新的校园生活。

家里有了妹妹,我希望自己能正常地接纳她,也希望爸爸妈妈像以前一样和我相处。

因为突然搬家,我希望能和新小区的人关系好一点,希望尽快融入大家。

一、菲菲的第三次心理治疗

根据前两次访谈,治疗师对菲菲的情况有所了解,菲菲对自己的问题也形成一些反思。为了强化这种理解,治疗师可以让菲菲尝试总结引发抑郁症的原因,制定治疗目标,以及反思自己的优势和资源(Stuart et al., 2020)。

根据前两次的访谈,我对你的情况有了大概了解,在这个过程中,我们也一起梳理了你情绪变化的过程。接下来,我想请你从自己的角度做些反思,一起来尝试思考一下是什么导致了抑郁情绪。我们可以把这些原因归类,在每个圆圈横线上面写大的类别,下面写这个类别下的具体原因。等你写好,我们会做具体的讨论。

思考一下,你希望通过心理咨询帮自己解决什么问题。你可以把自己的目标写下来，制定一些治疗目标，这有利于我们有方向地开展工作。我们发现人际支持非常重要，当面对一些困难时，积极的关系有利于我们面对困难。所以我建议治疗目标中有一条是"增加人际支持"。

我们每个人都有优点和缺点，也都有一些资源。当我们处于困难情境的时候，处于情绪风暴的时候，我们的缺点无法提供帮助，且这时候我们往往会忽略自己的优点和资源。接下来，请你思考一下，你自己有什么样的优点，别人会夸你是个什么样的人，有哪些资源可以在你遇到困难的时候提供一些帮助。我们要把这些写下来，因为这些信息往往非常容易被忽略（见图8-3）。

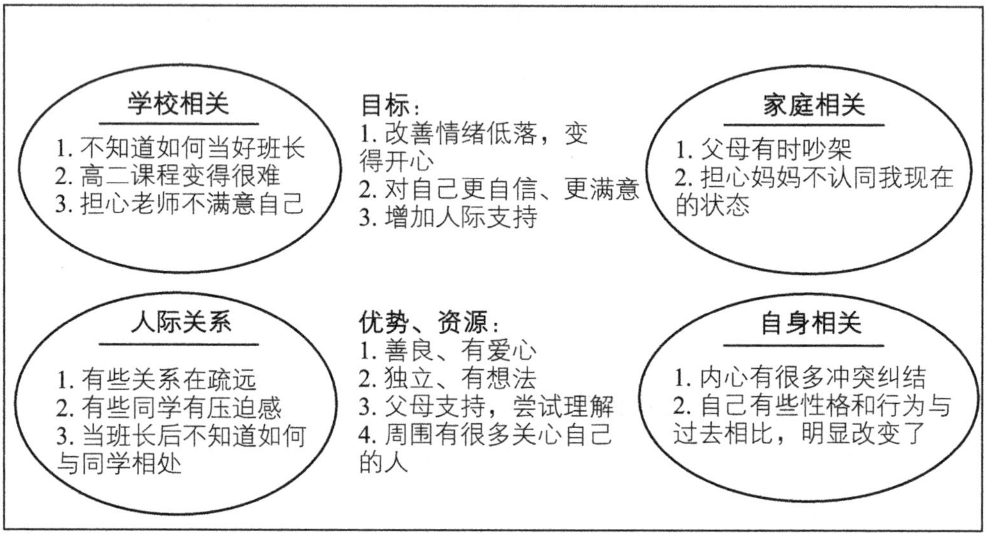

学校相关
1. 不知道如何当好班长
2. 高二课程变得很难
3. 担心老师不满意自己

目标：
1. 改善情绪低落，变得开心
2. 对自己更自信、更满意
3. 增加人际支持

家庭相关
1. 父母有时吵架
2. 担心妈妈不认同我现在的状态

人际关系
1. 有些关系在疏远
2. 有些同学有压迫感
3. 当班长后不知道如何与同学相处

优势、资源：
1. 善良、有爱心
2. 独立、有想法
3. 父母支持，尝试理解
4. 周围有很多关心自己的人

自身相关
1. 内心有很多冲突纠结
2. 自己有些性格和行为与过去相比，明显改变了

图8-3 菲菲的人际总结

治疗师和菲菲逐一讨论原因、目标、优势、资源后，要给菲菲形成一个总的反馈。

我们的情绪与自己正在经历的一些事情有关。根据我们刚刚谈论的，学校方面，你不知如何当好班长、高二课程变得很难、担心老师不满意自己；人际关系方面，有些关系在疏远、有些同学有压迫感、当班长后你不知如何与同学相处；家庭方面，父母吵架、你担心妈妈不认同自己目前的状态；自身方面，内心有很多冲突纠结、性格和行为与过去相比有明显改变，这些都会影响我们的情绪。同时我们汇总了自己的优势和资源，希望利用这些优势和资源，如善良、有爱心，独立、有想法，父母支持、尝试理解，周围有很多关心自己的人，以此帮助我们一起达到以下三个目标：①改善情绪低落，变得开心；②对自己更自信、更满意；③增加人际支持。

人际总结可以作为治疗的"地图"，也是治疗中期阶段的一个指引。治疗师向菲菲介绍IPT-A的问题领域及工作原理后，与之协商把治疗重点放在角色转换问题领域上。治疗师要注意，对于菲菲来说，她可能同时存在多个领域的问题，但治疗师在治疗过程中要先聚焦于最主要的问题上。当一个问题领域解决后，如果有需要，再聚焦于其他问题领域。

和青少年患者进行个体心理治疗时，父母的支持也非常重要，所以在治疗过程中，治疗师需要适当地让父母参与进来，让父母大概了解治疗过程和进度，和青少年父母建立一个良好的关系，这有利于他们支持和配合治疗。

在第三次心理治疗的最后，治疗师邀请菲菲妈妈进入诊室，向妈妈介绍了IPT-A的工作原理及后续的治疗安排，计划安排一个为期12周的治疗方案。菲菲和妈妈都表示很支持，也很期待后续治疗。

在角色转换的问题领域中，我们通常涉及以下策略。

（1）放弃旧的角色，完成对旧角色的哀悼：青少年明确自己无法再生活在旧角色里，哀悼旧角色，允许自己花一些时间缅怀旧角色，讨论旧角色对自己的意义，以及明确失去旧角色意味着什么，明确可能会因为旧角色的失去而失去什么，尽可能将情绪表达出来。

（2）了解什么是转变：治疗师要协助青少年了解生命是一个动态前进的过程，许多变化会在预期或非预期内发生。鼓励他们以好的状态迎接转变的发生，积极适应；当难以适应的时候，可以寻求身边资源的支持，譬如从人际关系中获取资源。在这个策略中，适当向家长说明青少年成长过程中的任务及发展规律和特点,也是十分重要的。

（3）感受新角色,期待新角色:和来访者一起重新审视新角色,讨论新角色可能带来的困难与挑战,同时要看到新角色可能带来的新益处。在抑郁状态下,新角色在来访者的眼中通常是可怕的、充满挑战的,治疗师需要和来访者一起以更客观的方式重新评估新角色,减少新角色给来访者带来的冲击感,增强其应对新角色的信心,甚至鼓励来访者对新角色产生期待感。

（4）评估与发展社会技巧:评估来访者目前的社会技巧、应对转变的能力,以及其调动资源的能力,帮助其在感到困扰的方面发展新技巧和能力。可涉及角色扮演、沟通分析等技术,具体参见本书其他部分。

（5）培养人际支持:通过人际关系圈,与来访者发掘新的人际关系和支持团体,鼓励来访者从人际关系中汲取资源和支持,以应对角色转换。

二、菲菲的第四次心理治疗

治疗开始,治疗师了解到菲菲这周的情绪状态,分值在5～6分(0分代表情绪最差,10分代表情绪最好)。治疗师了解具体情况后,给予积极回应。接下来,治疗师引出今天治疗的主要任务,是帮助菲菲梳理当班长(角色变化)前后发生的一些事情,帮助她理解这些变化是如何影响她的。

接下来,我会介绍一个工具,叫作"时间轴",这是一个非常简单、实用的工具,可以帮助我们非常清楚地了解我们经历的一些事情是如何影响我们的。这是一条箭头向右的直线,代表我们所经历的时间,左边代表过去,中间代表现在,右边代表未来。在这个时间轴上,我们可以标注一个"分水岭"事件,代表生活中一个大的变化,比如当了班长。然后,我们回忆一下,有没有一些你印象比较深刻的事情和这个"分水岭"事件有关,先把它标记出来,写下时间和事件。之后,我们会探索每件事对你产生的影响。

治疗师和菲菲先大概梳理了一下菲菲角色转换前后发生的事件,接下来是详细了解每个事件中发生了什么(见图8-4)。以"2021年9月进入高中"为例:菲菲中考发挥比较稳定,考入一所市重点高中;进入高中后,感觉周围的同学都很厉害,好像学习很轻松的样子。菲菲在初中并不外向,但希望在高中可以改变自己的性格和自己在别人心中的印象;高一她努力和周围同学打成一片,经常帮助同学,也会带零食分给大家吃,好像给自己营造了一种性格外向的人设,但自己也不确定自己是什么性格的人。

你在努力改变自己在别人心中的印象,这个过程顺利吗?
这样的人设对你来说有什么样的意义?

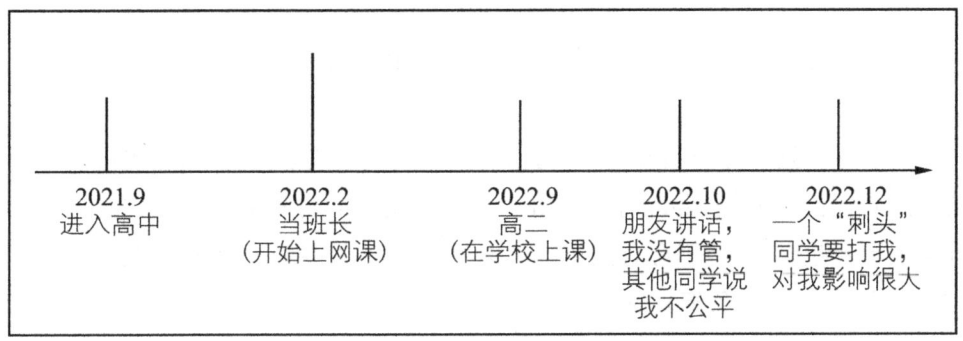

图8-4 菲菲的角色转换"时间轴"

在谈论"时间轴"事件时,治疗师要慢慢地沉下心来和菲菲讨论当时的感受,给菲菲提供情感宣泄的空间,并在整个过程中保持一种支持性、共情性的态度,提高菲菲的觉察力和反思能力。

三、菲菲的第五次心理治疗

治疗开始,治疗师简单了解了菲菲这周的情绪状态,然后开始探讨旧角色的优势和劣势。

上周我们谈论了进入高中前后你的状态。今天,我们沿着"时间轴",继续讨论当班长的过程,这是如何发生的?

治疗师继续以支持性的态度鼓励菲菲表达,并积极地提问和给予回应。

菲菲谈论到:高一上学期的班长是一名很阳光的男生,他学习成绩不错,唱歌很好听,大家都很信服他。因为他计划以后出国留学,在高一下学期转到了国际学校。菲菲也很羡慕他不用面对高考的压力。在当班长前,班主任找菲菲谈了几次,希望她能担任班长,同时锻炼一下自己。开始的时候,菲菲想拒绝,但班主任不断鼓励她,向她承诺遇到任何事情都可以找他帮忙。菲菲的父母也很支持。最后,菲菲忐忑地答应了下来。

当班长前,作为一名普通学生,你觉得自己有什么优势吗?

菲菲谈论到作为一名普通学生会更轻松些,同学关系更轻松,也更自由,不需要总想着自己是班长,要以身作则等。之前可支配的时间更多,可以在午休时和同学上天台吃零食,也不会有很多同学之间的冲突;如果自己不喜欢某个人,减少和他的交往就可以了,但当班长后就不一样了。

当班长前,作为一名普通学生,你觉得有什么不太好的地方吗?

菲菲谈论到上初中时自己也当过学习委员,那时候感觉和老师之间的关系很近。高一上学期自己没有担任任何职务,心里还是有些空落落的,感觉自己好像不太被注意到,好像变成一个不重要的、不优秀的人,也会担心自己被忽略。

治疗师在整个治疗过程中都以支持性的态度鼓励菲菲进行表达。谈论旧角色的优势和劣势时,治疗师要积极回应菲菲的感受。这些优势和劣势对于菲菲来说都是客观存在的。治疗师切记不要把自己的主观想法加入进来。

四、菲菲的第六次心理治疗

第六次治疗开始时,菲菲主动提到自己的情绪有在转好。

治疗师引出今天讨论的主题是哀悼失去的旧角色,讨论新角色的优势。在讨论失去旧角色感受时,菲菲反馈自己认真思考过,与当普通学生相比,自己更喜欢当班长,希望花更多时间讨论如何解决当班长要面对的困难。治疗师和菲菲简单总结了当班长的优势后,开始讨论当班长会遇到的挑战和困难。

高一下学期,因为新冠疫情的影响,菲菲和同学多数时间在家上网课。在此期间,作为班长,菲菲需要做到"上传下达",要和其他班委分工,统计核酸检测结果、记录体温,及时和老师沟通课程签到情况及同学的反馈,协助处理网课直播时遇到的故障。虽然工作非常忙碌,有时候压力很大,但菲菲认为整体还算平稳。

高二上学期开始恢复线下上课时,同学们都有些不适应,学校封闭管理,课程节奏非常紧。学校防控疫情,要求取消课间操,压缩午休时间来检测核酸等,菲菲的工作变得非常忙碌,学校经常召开班干部会议,她也希望自己可以做出表率,但这给自己带来了非常大的心理压力。治疗师不断共情和确认菲菲的感受,使她感到被理解和支持,而不是被评价和要求。

第三节　新的技能培养

青少年具有特殊性,在进行心理治疗时,治疗师需要关注其家庭方面的支持。在新的技能培养部分,应当特别关注家庭功能可能出现的扰动,应获取家庭支持,以促使青少年更好地适应角色转换。

对家庭进行心理健康知识的宣教是在初始阶段就需要完成的。在此基础上,对于不涉及家庭情况的角色转换问题,要增强家庭对来访者情况的理解与支持,同时可以教导来访者家庭更及时地在来访者出现情绪问题时给予帮助;对于涉及家庭情况的角色转换问题,家庭功能及结构的转变尤为重要。

例如,15岁的小爱因为父母未经自己的同意生下二胎妹妹,开始产生情绪问题,在家中经常与妹妹发生冲突,家人无法理解,经常指责她长这么大了还与妹妹争吵,甚至有时候会因为她与妹妹发生冲突而打骂她。如此两年后,小爱开始厌学,经常要求请假。父母察觉不对劲,带小爱来就医,小爱开始接受心理治疗。

在上述案例中,小爱的角色转换直接源于家庭结构的改变,她被迫成为一名姐姐,并且长期无法胜任这个角色,出现了情绪及行为上的问题。在小爱的治疗过程中,家庭访谈部分十分重要,如与父母解析小爱所处的困境,让小爱得到家人的理解,同时强调家人需要帮助小爱重新适应新角色。父母理解小爱的处境与内心的痛苦后,开始帮助小爱,指导小爱如何成为一名姐姐,如何适应做一个二孩家庭的孩子。当然,父母也需要做出一些改变和调整。比如,当小爱出现一些问题行为时,不再一味指责,而是多了解小爱的想法和感受,和小爱协商如何用更合理的方式去表达情绪。在小爱的案例中,会涉及一些家庭治疗的技巧,当然,这与IPT-A治疗并不背离。在青少年出现的问题里,通过指导,家庭通常能够提供强有力的支持,所以这部分也是IPT-A治疗中十分重要的内容。我们也可以将这部分称为"家庭功能的调整"。

在新技能的培养中,青少年个体的人际关系技能培养涉及如下技术:人际关系清单、角色扮演、沟通分析技术和人际求助等。

在治疗初期,人际关系清单能够帮助治疗师全面了解来访者与其他人的关系,明确来访者人际关系的质量,帮助来访者看清自己的人际关系状态并帮助治疗师和来访者一起确定人际关系问题领域。到了治疗中期阶段,也可以作为一个辅助工具,用以确认来访者的人际关系资源,鼓励来访者积极探寻优质人际关系,充分利用人际关系资源,帮助自己度过困难时刻。事实上,治疗师可以在整个治疗过程中都应用人际关系清单。经过治疗,清单可能会发生一些改变。在角色转换的问题领域中,治疗师通过人际关系清单,能清晰地看到来访者角色转换前后的清单变化。治疗师通常让来访者制定一份角色转换前的人际关系清单和角色转换后的人际关系清单,通过对比,去理解来访者目前遭遇的困难和问题,帮助来访者觉察其人际资源的变化,探索哪些人际关系是潜在资源,从而帮助来访者适应角色转换后的新情境。

角色扮演是 IPT-A 中非常重要的一项技术。来访者往往在人际关系中遇到过一些功能不良的情况。固有的人际关系模式是很难修正的,但治疗师可以通过角色扮演去呈现人际关系中存在的固有模式,用以帮助来访者进行自我断定、自我面对、自我澄清等。此外,要发展新的人际关系模式,除了可以直接在生活场景中实践,也可以先在咨询室里探索和尝试。尤其是对于那些本来就对自己的人际关系没有信心的来访者,在咨询室里的探索和尝试,能够让来访者在生活场景的尝试中提升自信心,也使其更容易进行人际关系的探索和修正。在角色扮演的结尾,治疗师可以询问来访者一些问题,以帮助来访者进行觉察和思考。

你是否把自己想表达的都说出来了?
你对交流中自己的声调有什么想法和感受吗?
你认为这样的沟通有效吗?

来访者对于新角色的投入往往是存在困难的,所以治疗师和来访者可以扮演不同角色。比如治疗师先扮演来访者的新角色,给来访者做一些示范,后面可以再互换,鼓励来访者感受在不同位置上进行角色扮演的不同体验,同时,鼓励来访者在角色扮演中有更多不同于平时的新尝试。来访者也可以通过角色扮演进行人际关系技能训练。

沟通分析技术是IPT-A的核心技术,在四个问题领域内均可以应用,用以呈现来访者在人际交互过程中存在的问题。治疗师使用沟通分析技术去重现来访者人际沟通的场景,帮助来访者理解其在人际关系中存在的问题,可以澄清来访者在沟通场景中的情绪状态、行为模式和信息交换的意义,以及双方沟通的意义和目的。治疗师应仔细听取来访者讲述的内容,在关键点停下来,提醒来访者去澄清或细化,并且尝试理解来访者的感受和意图。在过程中,试图去发现来访者的感受与意图不一致的地方,通常这种不一致,反映了来访者的症状是如何影响其人际关系功能的。沟通分析技术能够帮助来访者检验实际生活中的沟通交流困难问题,帮助其探索是否有其他可替代的方式进行调整,也可以帮助来访者增强在人际关系中的控制感,促进症状的缓解。在沟通分析过程中,治疗师也可以鼓励一部分来访者直接表达自己的感受和想法。很多人在沟通中可能会预判对方的想法和感受,或者预判对方知道自己的感受和想法,这其实都可能与现实背离,造成沟通问题与困难。

当然,在治疗过程中,治疗师还将运用更多技巧和方法,除掌握IPT-A的特色治疗技术外,也可以在治疗中使用一些常规、有效的办法,比如建立良好的咨访关系,运用倾听技术、澄清技术、资源取向相关技术、决策分析技术等。IPT-A技术能够有效地帮助来访者对旧有的人际关系进行澄清、觉察与调整,并帮助其以此为基础,发展新的人际关系技能。

一、菲菲的第七次心理治疗

治疗开始时,治疗师了解到菲菲这周的情绪状态,分值在7~8分(0分代表情绪最差,10分代表情绪最好)。

菲菲在本次治疗中谈论了在班级管理上遇到的难题。小艾是自己非常要好的朋友,性格很活泼,人缘也不错,是菲菲在这个班级中认为最重要的关系,之前午休时她们会一起上天台吃零食,小艾也很开心看到自己的好朋友当了班长。但小艾有时会上课讲话,菲菲不想纯粹的友谊被"班职"压制,内心很纠结,担心如果自己"管"小艾会让两个人心生芥蒂,从而失去这个朋友,所以选择"睁一只眼闭一只眼"。在一次管束其他同学上课讲话的行为时,一名同学埋怨菲菲偏心、不公平,让菲菲感到尴尬和两难。

在帮助菲菲解决问题前,治疗师要先营造一个空间,让菲菲充分表达自己的感受。

你谈到如果"管"小艾,会担心失去这个朋友。能多谈谈你为什么这么担心吗?

小艾或其他人知道你的这些担心吗?

能详细描述一下你管束同学上课讲话时的场景吗?

治疗师和菲菲都认为,对小艾"睁一只眼闭一只眼"并不是一个好的解决方法,可能给以后的管理带来困难。治疗师建议菲菲尝试和小艾沟通自己的担心。治疗师和菲菲使用角色扮演的方式"演练"和小艾的沟通过程。由治疗师扮演菲菲,菲菲扮演小艾,两个人进行练习后,每个人反馈在扮演角色中的感受。菲菲很惊讶地发现,和小艾直接沟通或许不会破坏关系,因此决定回去试一试。

角色扮演是 IPT-A 中一项特别重要的技术。在角色扮演时,一般建议治疗师扮演患者现实生活中的角色,由患者扮演另外一名当事人的角色。一方面,治疗师可以向患者示范如何进行友好有效的沟通;另一方面,让患者处于另外一名当事人的角色中,可以让其更直观地体会另一人的感受。特别重要的是,角色扮演结束后,治疗师要和患者确认现实生活实践这一过程是否存在困难,如果存在困难,需要把困难的部分处理掉,再去实践,否则这种练习是无效的。

二、菲菲的第八次心理治疗

菲菲与治疗师谈论了其与小艾沟通的过程,让菲菲特别吃惊的是,小艾竟然没有意识到自己有时会上课讲话,更没意识到菲菲竟然有这么大的压力。菲菲用一种亲切、友好的态度进行沟通后,小艾也表达了自己以后会更加注意,如果有上课讲话的行为,菲菲可以像对待其他同学一样对待她,这并不会影响两个人的关系。

治疗师详细了解了菲菲和小艾沟通的具体过程后,对菲菲表达了肯定和支持。

人际支持对我们而言是特别重要的,如果以后遇到类似事情,你会想与人际关系圈中的哪个人说一说吗?

IPT-A 非常强调关系对情绪的影响,这不单单指糟糕的、有破坏性的关系对情绪的负面影响,也包含支持性关系对情绪的正面调控作用。人际求助是另外一项特别重要的技术,也是患者比较容易忽略的一项技术,治疗师可让患者每次治疗时分享自己的人际关系圈,发掘更多支持性关系。

接下来,治疗师和菲菲详细了解了 2022 年 12 月和班级"刺头"发生的冲突。"刺头"是一名爱装洋相的同学,非常想吸引别人的注意力。在一次课前演讲时,"刺头"同学笑话其他同学的观点"毫无新意",菲菲对他不尊重同学的行为感到非常恼怒,回击"你又算什么东西"。"刺头"被当众羞辱,特别愤怒,拿起凳子要砸菲菲,被其他同学拦下。菲菲也很愤怒和感到挫败,不知如何处理这件事情。

这是由人际冲突引发的情绪问题,在 IPT-A 中,我们会发现,有时多个问题领域会交叉在一起。引导来访者处理人际冲突时,治疗师的重点应放在教授一些处理人际冲突的技能上,多关注新角色中需要学习的新技能。

和菲菲分析了整个冲突过程后,菲菲表示自己当众那样说教同学,也属于没处理好与同学之间的关系,表示愿意回去跟同学沟通道歉,减少这件事情的负面影响,并向班主任求助如何处理类似问题。

三、菲菲的第九次心理治疗

菲菲主动提到自己的情绪明显好转了,自我感受好了很多,与治疗师谈论了自己和"刺头"同学、班主任沟通后的收获。本次的治疗主题是"总结新角色所需要的技能"。

治疗师和菲菲一起总结了当班长后带来的变化,以及如何应对变化,包括时间管理,和班主任、班委、任课老师沟通,处理同学关系,在班级做表率,组织班级活动等。在这个过程中,治疗师不断对来访者强化人际支持的重要性,如让其加强和班委的联系,和其他班班长多沟通,有困难找班主任协商等。

四、菲菲的第十次心理治疗

引发青少年情绪问题的原因是多方面的,治疗师在和菲菲解决角色转变这一问题领域后,和菲菲重新一一回顾了人际总结(见图8-3)中引发情绪危机的各个因素。当菲菲获得一些胜任感后,对这些因素的看法及感受也发生了很大的改变。

由于治疗师和菲菲约定共进行十二次心理治疗,在第十次心理治疗时,治疗师提醒菲菲还有最后两次治疗,接下来将进入结束阶段,让菲菲有一个心理准备。

五、菲菲案例治疗的结束阶段

在第十一次心理治疗中,治疗师运用PHQ-9评估菲菲的抑郁症程度,得分是3分,显示几乎没什么抑郁症状了。

治疗师和菲菲一起回顾了整个治疗过程和学到的技能,基本完成了治疗目标。

你现在怎么看待引发这次情绪危机的原因?
你从这次生病中学到了什么?
你今后将如何使用这些学到的技能?

首先,治疗师不断认可菲菲在整个过程中做出的努力和改变,强调人际关系的重要性,不断促使菲菲反思。接着,治疗师表达了结束治疗的感受,邀请菲菲做一些表达。最后,治疗师和菲菲约定2周后进行最后一次治疗,拉长最后一次会谈间隔的时间,这有利于菲菲平稳结束治疗。

在第十二次心理治疗中,菲菲的PHQ-9评分是3分。菲菲向治疗师汇报了自己的近况,分享了一些最近学校发生的事情。总体来说,菲菲越来越适应班长这个职务了。

治疗师向菲菲讲解了抑郁症复发的早期症状及求助途径。双方表达感谢后,正式结束治疗。

(骆艳丽、胡婵婵)

第九章

人际缺陷

案例呈现

来访者小周在母亲的陪同下走进诊室,在侧边的椅子上坐下来。她低着头,披着的头发半遮着眼睛,整个人显得有些局促。治疗师转向她的时候,她张了张嘴,又好像不知道从何说起。治疗师从母亲的口中了解到,小周是家中独女,性格向来比较内向,平常喜欢画画,很少与人交流,自从期中考成绩下滑后就更加不愿意和同学聊天了,总觉得同学们会看不起她。闺密也因为小周不愿意敞开心扉说出自己的心事而与她闹翻了。小周深受抑郁情绪和失眠的困扰,已经拒绝上学2周。当治疗师向小周求证的时候,她还是不怎么说话,常用点头、摇头示意,或不知道该怎么回复。

第一节 人际缺陷的确认与内容

一、人际缺陷的概念

人际缺陷即社交隔离,是指一个人在与他人交往的过程中表现出缺乏社交能力或情感技能,从而导致其在人际关系中遇到问题或障碍。这些缺陷可以表现为对社交互动不适应、情感沟通不足、人际关系冷漠、难以建立亲密关系、缺乏同情心、缺乏人际信任等。人际缺陷会影响个体的生活质量和心理健康,因此,需要专业的心理治疗和社交技能训练来帮助患者提升人际交往能力。本章节中提到的人际缺陷主要指抑郁障碍患者面临的某一问题领域,往往没有特定的生活事件,主要表现为无法结交朋友、无法与人长时间深入交往等。

人际缺陷可以由先天因素造成,也可以由后天因素造成。在独生子女政策背景下,中国青少年原生家庭中兄弟姐妹甚少,成长过程中缺少同胞之间沟通交往的土壤,家庭中的特殊化照料造成一些青少年对学校或社会环境适应困难,进而养成任性的心理。而那些经历过家庭暴力、父母离异、校园欺凌的青少年,更容易表现出不愿意与人沟通、回避交往等行为,在同伴社交中也缺乏与他人合作和友好交流的能力。随着城市化、数字化的快速发展,面对面的人际交往相对减少,反而有更多人选择养宠物、茧居。因此,缺少人际沟通能力的人群并不少见。

在日常生活中,有关人际缺陷的例子并不少见。有的人尽管看起来受欢迎或在工作上有所成就,但长期自尊心低;有的人表现为在交往中难以用语言表达自己的情感,逃避沟通,容易造成误会或争吵;有的人没办法开启一段个体渴望的新的社交关系,或者难以维持当前的社交关系;还有的人难以共情他人,不能站在他人的角度设身处地建立沟通关系,即使在交往中,也经常感到被孤立、被排挤。

通常来说,当这种缺陷对个人的社交生活和情绪产生较大的负面影响,乃至造成抑郁障碍时,患者才会考虑是否达到病理性诊断、是否需要干预治疗。这种人际问题往往有一些个性基础,在抑郁障碍发病时,这种个性基础可以是抑郁障碍功能症状的一种表现,会使社交问题显得更为突出。反过来,这种缺陷也会加重抑郁症状,削弱抑郁症修复能力,增加治疗的困难。

二、青少年人际缺陷

青少年阶段是成长过程中锻炼和形成社交能力的重要阶段。青春期是社交敏感期,激素和生物变化并行,这个阶段的青少年渴望与人交往并建立亲密关系。埃里克森提到,青少年阶段同伴交往增加,心理发展任务是提高自我认同、避免角色紊乱,如发展不好,易产生叛逆心理和不确定感,这一任务需要个人与他人互动,以建立一套个人的价值观、态度和目标。在青春期,社交世界带来的同伴互动越来越多,也变得越来越重要。当儿童成长到青春期时,有别于儿童期对自我的关注,外界社交更加吸引他们的注意力,青少年与同龄人在一起的时间多于与家人在一起的时间,并会形成更复杂的同伴关系。在青春期,青少年通过社交来形成对自我的认知,而社交同样给青少年带来机会,使其学会更好地理解他人的想法,并站在他人的角度分析问题,增加对自我和他人的觉察力,提供反思自己和他人的机制。机制运行良好的话,则有利于形成更加有效的社交支持网络。

因此,相比于其他人生阶段,人际缺陷问题对青少年产生的负面影响更加需要引起重视。社交能力缺陷会引起人际沟通关系损害与沟通缺乏,而这种缺乏又会使青少年难以习得良好的人际沟通能力,从而进一步加大青少年在社交能力上的缺陷。与此同时,青少年更加渴望获得同龄人的接纳与认同,社交孤立、欺凌使这种需求难以被满足。这些困难与青少年的内化症状及负性思维息息相关,极容易让青少年出现抑郁情绪,也会让青少年缺乏足够的社会化锻炼,并错过各项人格发展的黄金期。这与其未来的社会适应能力、抑郁倾向有着负性关联。IPT-A可帮助青少年在社交黄金期快速改善人际沟通能力,弥补缺陷,增加社交机会,从而改善抑郁情绪,促进社交能力的发展,对青少年的人格成长具有重要意义。基于此,人际缺陷在IPT-A中需要得到高度重视。如果不妥善处理,这种持续存在的人际缺陷将给青少年的未来带来诸多问题,将影响青少年的顺利成长,影响他们友谊的建立、恋爱关系的开始、社会关系的形成、对恋爱的承诺、对职业和性的选择；他们在面临较大压力时，也不可能接受人际上的支持。人际缺陷将导致青少年被同伴孤立，变得冷漠、退缩，社会技能习得延缓。

当抑郁症状已经造成青少年社交退缩时，人际缺陷就会被视为一种问题领域。在青少年抑郁障碍中，人际缺陷主要体现在其与同学、家人的交往中，通常表现为以下特点：想法上内倾自卑、敏感，有负向想象；行为上表现为社交回避、独来独往；情感表达少，甚至有述情障碍，躯体不适症状，或者出现厌学、逃学等行为。评估人际缺陷时，应该考虑到个体的文化背景、社会环境、家庭经历等因素，并结合具体情况进行评估和处理。

三、如何确定人际缺陷领域

对于人际关系问题领域的讨论会贯穿于整个治疗周期。问题领域的选择和确定，对于整个治疗过程都有着非常重要的影响。因此，治疗师在治疗中一定要根据个人客观情况，慎重、准确地选择问题领域，以确保治疗的顺利。在初始阶段确定问题领域时，治疗师需要和来访者充分讨论，以确定问题领域和治疗目标，要求选取合理、可行的问题领域。在整个治疗中期阶段，治疗师聚焦于这一问题领域，利用相应的策略和方法来帮助来访者达到初定的目标，不可在同一治疗周期中不断转换问题领域。在 IPT-A 治疗中，如果来访者近期未曾面临突发的生活事件，比如悲伤反应、角色冲突和角色转换等，那么治疗师就需要考虑人际缺陷。也就是说，需要优先将来访者归类于其他三种问题领域。如果在其他领域中未发现与之匹配的，那么这个来访者的问题才会被归于人际缺陷。一旦发现有任何急性事件对此次抑郁症发作产生直接影响，则将来访者的问题归于其他问题领域。IPT 在处理人际缺陷来访者时的效果并不理想，因为他们通常表现出社交技能缺乏和支持不足等问题，在自我和他人推动下的改变会慢一些，成效也不显著。而且，有人际缺陷的来访者可能无法维持良好的治疗联盟，因为他们本身的人际缺陷在治疗中也会起到一定的影响。

人际缺陷来访者可能会有以下特征：无法与人亲近，或者缺乏朋友，甚至从未有过亲密关系;人际关系保持在一定的数量,能够维持表面的关系,但是关系质量差,无法从关系中获得满足感;有慢性抑郁症或者心境障碍,由于长期病症导致人际关系困难;存在社交障碍等。治疗师需要详细了解及分析来访者的人际关系清单,从而确定问题领域,以推进后续工作。

一个社交功能良好的青少年会有以下表现:他们能与父母、同龄人、师长维持友好的沟通氛围,也会拥有属于自己的亲密关系。他在社交关系中感到舒适自在,且这些社交关系是稳定的,对青少年的个人发展有益,而非经常性造成伤害。当青少年在社交中存在某种缺陷时,他们会受困于这些社交关系(甚至不愿意发展社交关系),或无法发展社交关系,或无法维持社交关系,或受到不健康社交关系的伤害,或在社交环境中体会到较强的不适感。

为了识别青少年是否存在社交缺陷,治疗师需要从多个方面了解青少年的社交状况,从而判断其社交缺陷的具体范畴。在询问过程中,治疗师可以通过不同角度来进行多维度的人际评估:①问题现状,询问青少年当下最为困扰的一段关系和其中存在的问题;②纵向回顾,了解这段关系是如何开始、发展、结束的,过去是否有类似关系对青少年造成伤害;③横向比较,询问来访者其他人际关系是否令他感到满意,与其他人是如何沟通相处的,是否体验过类似的挫折情绪;④当下感受,询问青少年,经历这些社交关系后,青少年本人对社交的总体观如何,是否有社交退缩之意,是否感觉到被隔离,是否感到孤独,这些社交关系是否影响到自己的情绪,如果这些社交关系有所好转,是否对自己的情绪有所改善。

以友情为例,治疗师可以用以下方式提问:

你现在有好朋友吗?你们相处多久了?你们是怎么成为好朋友的?你觉得你们相处得怎么样?你们之间发生过争吵吗?(如果刚结束一段关系)你们是因为什么决定不再当朋友的?你觉得你的朋友怎么样?你最近有结交到新朋友吗?回顾过往的生活,你一般会因为什么和朋友争吵?如果可以选择,你最想交怎样的朋友?你觉得你的朋友是怎么看待你的?你是怎么看待身边同龄人的?你有谈过恋爱或对别人产生过好感吗?你会觉得结交朋友对你来说是一件有难度的事情吗?

同时可以针对来访者的亲情关系进行以下询问：

你和父母的关系怎么样，他们对你来说是好的父母吗？你们之间有什么矛盾？小时候是谁带你的？她（他）对你怎么样？你的兄弟姐妹和你相处得怎么样？你现在感觉孤独吗？如果感到难过，你能够找到倾诉的人吗？你觉得有人理解你吗？我知道你现在的情绪不好，或许会觉得社交让人疲惫，以前你也是这样想的吗？如果用0到10分对社交能力进行评分，你觉得自己能得几分？心情不好的时候，你会更加讨厌处理人际关系吗？

在人际清单的现况与回顾调查中，治疗师可以根据来访者对各个方面的社交关系的回复，对来访者所经营的社交关系进行总结，并且找出其中共同存在的问题，比如在延续关系或深化关系中遇到了共同困难，或对深入了解他人产生恐惧感，或无法接受社交双方的不同意见，从而确定IPT-A的问题领域。当抑郁障碍患者表现出社会关系贫乏、人际关系难以维持时，人际缺陷就成为了治疗的焦点。不同于悲伤反应、角色转换和角色冲突这三个问题领域，人际缺陷中的问题经常在来访者不同种类和不同时间的社交关系中重复出现，对青少年的整体社交能力造成巨大影响，而角色转换或悲伤反应往往只影响某几段社交关系。

有人际缺陷问题的来访者缺乏必要的社交技巧，不能建立和维持正常的人际交往。一般来说，伴有社交回避或封闭隔离的抑郁障碍患者，其症状较其他表现的抑郁障碍患者的症状更为严重。人际缺陷这一问题领域较少选择IPT-A，是IPT-A中最困难的问题。患者往往有严重的性格问题，而且往往缺乏亲密和支持性的人际关系。治疗中，治疗师应向患者解释其个性特征，患者的人际交往困难反映了其病态的人格障碍和较差的预后。在IPT-A中，如果可以加入任何其他问题领域，则慎重使用人际缺陷来作为治疗问题领域的焦点。与其他问题领域相比，以人际缺陷为治疗焦点的IPT-A，效果相对不理想。

第二节　人际缺陷的治疗目标和策略

一、治疗目标

在人际缺陷问题领域，IPT-A 的治疗目标是适度提高来访者的社交技能，减少来访者的社交孤立、社会隔离，鼓励其建立新的人际关系。针对青少年阶段的来访者，其可塑性相对更强，不稳定的特征也会更加突出，治疗目标还可以是丰富其社会认知，构建其社交能力，从而改善其情绪症状。治疗师要做的并非去完全改变来访者，在治疗中，治疗师可以利用治疗性的关系帮助来访者理解人际关系，发掘其人际关系中存在的问题，并且让来访者探索、练习如何建立新的人际关系。需要注意的是，在 IPT 中不解释移情，但是可以利用移情来帮助这类来访者。同时，要强调治疗的时限性，让来访者意识到这仅仅是一种治疗形式下的过渡关系，以激发他们做出改变的动力。

二、治疗策略

人际心理治疗分初始、中期和结束三个阶段。在初始阶段，治疗师首先要理清来访者的人际关系清单，帮助来访者回顾过去重要的人际关系（不论是正面的还是负面的），并且分析及探索这些人际关系中的优点、缺点和存在的主要障碍。当确定人际缺陷问题领域后，治疗便进入中期阶段，这也是治疗的重要环节。治疗师需要将话题引向当下人际关系中的正面和负面感受，也可以讨论来访者和治疗师之间的治疗关系，培养其交往技巧，减少其社会隔离。国内这类来访者在人际关系中是明确存在困境的，所以我们需要帮助来访者学习一些新的人际关系技巧，这个时候可以运用沟通分析和角色扮演等技术。同时，治疗师也可以引导来访者将自己在人际关系中面临的问题和困难罗列下来，继而讨论合适的解决办法。

IPT-A对人际缺陷的主要处理包括：①调查分析，详细分析现状中令人困扰的人际关系和问题；②找出共性，找到来访者各种关系中重复遇到的问题，共同研究其背后的根本原因；③明确问题性质，把失败的关系与成功的关系进行对比，明确哪些问题可以改变，比如源于自身的可控的问题，可以通过增强沟通、表达自身情感、识别并拒绝不健康的关系等进行改变；④巩固优点，了解来访者有哪些长处并让其加以保持，让来访者明确哪些交流技巧能促成成功的人际关系；⑤改变弱点，治疗师通过角色扮演、情境演练和复盘等鼓励来访者丰富认知、在不知不觉中做出改变，并通过锻炼来提升人际交往技巧，包括治疗室外的人际交往练习；⑥重复巩固，来访者在现实中不断重复、巩固，并提出修正意见和做出反馈。

在接下来的案例治疗中，来访者小周已经认同了多一些亲密关系对改善自己的坏情绪有好处这一观点。治疗师和她一起对过去的社交关系进行了进一步的梳理与分析，她们尝试通过找出社交问题中的共性，明确哪些问题可以更好地处理。小周和很多同学的相处都很"表面"，用小周的话说，她觉得身边同学都太"浅薄"了，不能完全理解她，所以她没法说出自己的心情。同时，来访者的母亲也对治疗师有类似的反馈，认为女儿经常表现出拒绝与父母沟通，甚至给出"我觉得我们不太熟悉"的评价。

治疗师：小周，当你谈到和现在的闺密争吵时，你说过觉得闺密没办法走进你的心里，是这样吗？

小周：是的……

治疗师：她具体是怎么说的？

小周：她觉得我不会告诉她我到底在想什么，认为我总是不信任她。

治疗师：我察觉到这种话在你谈到和过去朋友的关系以及和母亲的关系时都出现过，你似乎经常遇到类似困境。听起来，你觉得自己和身边的人很疏远，就像第一次画人际关系圈的时候，你的中心圆圈中并没有人。在讲述她们对你评价的同时，你似乎很赞同她们的观点，而你对此感到不安、沮丧，也证明了你依旧是需要这些亲密关系的。我可以这样认为吗？

小周：我……我认为是的，我需要一段让我感到安心和亲密的关系。我很困惑，为什么这种亲密关系没法在和闺密，甚至和亲人的相处中获得。

治疗师：如果从我的角度来看，在这几段关系中，你想要让这些关系变得更亲密和更安全，但你并没有着手去促进这些关系的发展，而是拒绝和任何一方进行深入沟通，为什么？

小周：因为我觉得不安全。我不知道这样表述对不对，如果一段关系没办法让我感到安心和亲密，我就没办法投入且进行深入沟通。

治疗师：你是担心他们会伤害你吗？

小周：是的，如果有人掌握了我的弱点，他们就会伤害我。

治疗师：我想，这是我们可以加以改变的地方。你对亲密关系的不信任导致你很难发展让自己足够信任的关系，别人也会对这段关系没有信心。你看，这是一个困扰你的矛盾点。我们需要解开这个恶性循环。

在前面的沟通中，治疗师了解到小周社交的根本问题在于她对沟通的抗拒，她抗拒对不够亲密的人展露内心；而正是因为她抗拒展露内心，所以难以获得足够亲密和安全的社交关系。

治疗师：在开始下一步治疗前，我要先夸奖你，你是一个很有主见的人。在之前的沟通中，我们交流得很好，你能把自己的需求很全面地说出来，并且加以分析，这是很难得的能力。你对自己很了解，知道自己要什么。在社交中，时刻记得自己的需求也是很重要的。

小周：哦……谢谢，我没有想过这一点。

治疗师：我们在接下来的练习中也需要保持这些能力。

小周：练习？

治疗师：对，练习。你可以先在这个安全的环境中尝试着展露自己的内心，然后回到生活中，对你想要发展亲密关系的对象进行实践。

小周：我知道，就跟我们高考前需要做很多模拟题一样。

治疗师：是的，我们先从最简单的开始，好吗？你不喜欢和你的闺密倾吐烦恼，或许我们可以从改变你和闺密的关系开始。来，我们假设现在是你刚刚发现自己考得很差的时候，你很难过，而你的难过需要一个出口，是吗？

小周：是的，现在依然是……我希望闺密能够理解我。

治疗师：好的，假设闺密现在来询问你，你看起来表情不太好，是发生了什么事吗？你应该怎样去沟通？如果你需要她的帮助，你需要做点什么？

小周：我应该哭出来，我那时候太难过了，甚至有可能说不出话来。

治疗师：是的，我知道你很看重成绩，这对你是一个很难承受的打击，所以你哭出来了。你认为你的闺密会有什么想法呢？

小周：哦，如果我看到她哭，我会觉得她很难过，我需要陪伴她。或许她也是这么想的，她想陪伴我，知道我很难过，会心疼我。

治疗师：是的，这是好朋友之间会做的事。但她现在还不知道你为什么难过。她想帮助你，却没办法做任何事，对吗？那你接下来会怎么做呢？

小周：因为我难过，所以我需要一些安慰和拥抱，或者需要帮我分析一下为什么成绩变差了。

治疗师：是的，这些是你的需求。

小周：那我应该……比如给她我的考卷，告诉她我这次的考试成绩很差，这让我感到很害怕。她或许会理解我的难过，就能抱抱我。她的考试成绩很好，也能帮我分析试卷做错的地方。

治疗师：是的，你做得很好，你的闺密会觉得你对她展露了更多内心，你们的关系也会在这种沟通下更进一步。

小周：如果她反过来嘲笑我呢？

治疗师：闺密在你眼里是怎样的人呢？

小周：我愿意和她玩，是因为她是一个很温柔和善的人，很关照同学。我们很聊得来。

治疗师：你们因为彼此的品质而成为好友，她是不会嘲笑你的。展露自己可以让你和别人相处得更密切。但如果有人因为你展露的东西而嘲笑你或伤害你，那就证明这个人不值得交往。这不是你展露自我的错,即使你什么也不做,这样的人也会找到机会伤害你。

小周:所以展露自己的感受和想法还是一件好事,也能筛选出不值得交往的人。

治疗师:是的,这只是一次练习。接下来,我们可以继续根据你遇到过的困境进行这种模拟演练。同时,你回去后可以把这次让你不开心的事情告诉你的闺密,试着沟通,然后在下一次见面的时候把结果告诉我,好吗?

在之后的治疗中,小周给出了更多例子。治疗师通过逐个分析,给小周展示了不同的沟通技巧。在这些技巧下,小周学会如何讲出自己的想法和需求,这种感觉让她觉得与闺密和亲人变得更加亲密了。

青少年群体与其他群体有所不同,他们没有完全脱离家庭,既依赖父母,又拥有自己的群体。因此他们的家庭成员可能会被纳入治疗中,尤其是当青少年的人际缺陷影响到家庭关系的时候。在治疗过程中,关键性的家庭成员参加几次会谈,会起到独特的帮助作用。在与家庭成员的联合会谈中,治疗师应该把焦点放在非常特定的互动过程技巧上,而不是具体内容上,旨在将这种技巧连接到青少年与他人的互动模式中。把重点放在沟通技巧和问题的解决上,可以使会谈变得更易掌控,也更为正向。即使家庭关系没有受到青少年人际缺陷的影响,家庭成员仍可扮演一个关键的角色,可以在青少年发展人际技巧时,给予支持和鼓励。在这些情境中,家庭成员如同教练,鼓励青少年做出改变,并给予及时的肯定与赞美。治疗师要提醒家庭成员可以扮演什么角色来帮助青少年,从而使治疗中的收获迁移到治疗室外。有时候,家庭成员本身就需要一些指导,使其能给予青少年有效的协助和引导。在这些情况下,我们建议治疗师和家庭成员进行简单的单独会谈,或者在线上讨论,以帮助他们扮演好支持性的角色。对于治疗师来说,他在试着帮助来访者更直接、更有效地沟通其感受时,可以与来访者父母分开会面,并讨论治疗目标和次数。治疗师可以给来访者家人示范,指出如何沟通、感受才会被认为是直接和清楚的,并且帮助他们思考具体可以和孩子说些什么,这样也能提高顺畅沟通的概率。当然,如果治疗师认为来访者父母可能会影响治疗,那么也可以改变邀请来访者父母加入治疗的计划。

  在治疗过程中需要注意,不要刻意或明确地布置家庭作业,因为一旦来访者未能完成,就会影响来访者对治疗师的看法,甚至可能中断治疗。这类来访者通常需要多次角色扮演后,才有可能尝试进行真正的社交。对于他们而言,建立社交自信是非常困难的。还需要注意的是,治疗师尽可能不要用"人格障碍"去描述或者定义来访者,因为来访者的状况可能会随着抑郁症状的缓解而有所好转,改善沟通技巧对治疗师而言是非常重要的。

(陈巧珍)

第十章

结束阶段

从理论上讲,治疗终点的界定会驱使来访者和治疗师更快地解决症状与提高人际交往能力,因此,IPT-A被认为是一种有时间限制的治疗。但实际上的治疗可能没那么快结束。2007年,美国儿童和青少年精神病学学会(American Academy of Child and Adolescent Psychiatry,AACAP)发布了《儿童和青少年抑郁障碍评估和治疗参考准则》(Birmaher et al., 2007)。其中,第十条建议为:"为了避免复发,一些抑郁症儿童或青少年应维持更长时间的治疗。"临床实践及这些治疗准则提示我们应将IPT-A概念化为两个治疗阶段。其中,急性期的治疗重点是解决当下出现的症状和困扰,随后的维持阶段以预防复发和维持人际功能为目标。参考以上准则及实际治疗中的实践经验,接下来,我们介绍IPT-A疗法的最后一个重要阶段——结束阶段。

我们大致将IPT-A的结束阶段分为两个部分:巩固阶段及延续和维持阶段。我们会在第一节重点描述如何得到治疗期的疗效结论,在第二节中介绍制订未来治疗决策前需要考虑的因素,然后描述IPT-A治疗背景下的延续和维持治疗。

在结束阶段,治疗师有五个主要任务:

(1)从短暂的依恋角色中逐渐退出;

(2)通过帮助儿童或青少年概括在治疗中达成的治疗目标并加以内化,促使其变得独立;

(3)让儿童或青少年及其父母或监护者做好准备,让他们能够识别复发或复发早期的预警信号,并制订一个应对复发的计划;

(4)评估是否需要延续和维持治疗并实施;

(5)如有需要,实施延续和维持治疗。

前四个任务会在第一节中进行描述,第五个任务将在第二节中进行描述。

第一节 巩固阶段

一、任务一：从短暂的依恋角色中逐渐退出

在人际心理治疗中，尤其是对于儿童或青少年而言，治疗师往往扮演来访者短暂的依恋角色。在巩固阶段，治疗师需要试着从这个依恋角色中退出，并尝试与来访者合作，开始确定来访者生活中的重要他人。重要他人将承担治疗师在治疗期间所扮演的一些角色。

如果治疗师扮演养育者或倾听者的角色，那么就要思考：在青少年的人际关系圈里，谁能来扮演这些角色？其次，对于来访者而言，他们又可以采取怎样的策略去启动这一步骤？这是治疗中需要进行充分讨论的部分。

在下面案例中，来访者小丽与治疗师一起探索了她的人际关系圈，试图找出可以扮演这些角色（或部分角色）的其他人。

治疗师：小丽，我们进行治疗的时候，你分享了一些非常私人的事情。我们的治疗已经接近尾声，今天之后还剩三次，你也一直在告诉我你感觉好多了。我想知道在相处的这段时间里，你觉得什么最有帮助？

小丽：我也不知道。也许是某个人终于把我当回事了，也许是因为我能将抑郁症看作一个最终可以走出来的通道。虽然一开始我并不相信你……（小丽停顿了一会儿，治疗师让她继续保持沉默）但我认为仅仅是好好谈谈，就能让我厘清一些事情。就像我告诉你的，我很孤单，这很糟糕；但我就是没有太多精力和别人对话，这两件事确实让我很矛盾。也许只是把这些说出来，就能让我明白自己不会永远孤单。

治疗师：让我再看看你的人际关系圈。现在既然你感觉好一点了，那你认为圈里有没有会认真对待你，也会和你好好谈谈的人？就像我们一直做的那样。

小丽:当然有,就是李答,还有妈妈。

治疗师:当你第一次画圆圈的时候,妈妈在中心圈里,李答在紧邻中心的外面一圈里。你之前告诉我,在你患抑郁症之前,他们俩都在中心圈里。过去几周有发生什么变化吗?

小丽:嗯,妈妈还在那个圈里,我现在和她有了更多的交谈。和李答的关系也在朝这个方向发展。现在,他也可以在中心圈里了。

治疗师:我很高兴听见你这么说。所以,让我们选择其中之一,并想想你可能与这个人进行的对话,在对话中会发生这两件事:你被认真对待,你能与这个人好好交谈。

在上述对话中,通过使用人际关系圈,焦点回到小丽的人际资源上。她将妈妈放在中心圈里,提到她们又开始了有意义的谈话;还提到李答正在回到她人际关系圈的中心位置。小丽还承认,李答和妈妈都开始认真对待她,可以和她好好交谈了。这反映了在最近的治疗中发生了一个重大转变。在巩固阶段,这些转变被有意识地标记下来,并整合到来访者的人际关系技能库中。与此同时,治疗师会有意地识别其他可以在治疗中给来访者提供有用东西的人。在小丽的案例中,治疗师正确地从唯一一个认真对待她,并与她好好谈谈的人的角色中逐渐退出,同时帮助小丽争取到李答和妈妈来继续承担这些角色。

当这种角色发生转变时,小丽对这些变化的感受也应该被认可和被注意到。在上面的对话中,最后一句话预示着治疗师将进行模拟对话,让来访者进行角色扮演的对话(或空椅子对话)。

对话的目的如下:

(1) 让来访者更有信心地确定并让别人知道她的依恋需求;
(2) 让来访者熟悉在这个过程中可能产生的感受;
(3) 让来访者预设她的重要他人在对话过程中可能会产生的想法和感受。

治疗师:你想对妈妈说什么?

小丽:(换椅子)我希望你最终能明白我以前有多沮丧,以及我当时不想再活下去的念头。

治疗师:那妈妈现在感觉怎么样?

小丽:我会问她的。(换椅子)

小丽:(扮演妈妈)天哪! 小丽,我不知道有那么糟糕!

治疗师:所以妈妈现在感觉怎么样?

小丽:(从角色中走出来)我想她一定会因为没有早点意识到而感到内疚。她又哭了。我想她开始明白了。我感觉自己对不起她。

治疗师:除了觉得对不起她,还有其他什么吗?

小丽:我猜她开始意识到事情有多糟糕,这应该是一个好的开始。

治疗师:好的,我们暂时先扮演到这里。这里有几件事,你告诉妈妈事情对你来说有多糟糕,以及你现在感觉好一点了;你觉得妈妈现在更理解你了,被理解的感觉很好;你说妈妈甚至可能会因为没早点意识到这些问题而感到内疚,你为妈妈感到难过。这些是我们过去几周一直在谈论的事情,这些事情让你感觉更好了——被认真对待和可以好好谈谈。但这次你是和妈妈谈话,而不是我。你怎么看?

这段对话清楚地表明,小丽与妈妈谈论的有关抑郁症的内容,和与治疗师的对话一样,都包含有助于小丽改善抑郁症的内容。治疗师已经为退出短暂的依恋角色铺平了道路,同时鼓励小丽让她的妈妈承担一部分依恋角色,这些依恋角色之前是由治疗师扮演的。

二、任务二:促进独立功能

Mufson等人(2004)在评估是否需要延续和维持治疗之前,确定了治疗师在他们所称的"结束阶段"中需要完成的几项任务。这些任务旨在帮助来访者将治疗期间获得的心理社会收获纳入其人际关系技能库(即内化的过程)。当来访者在治疗室之外的人际世界中遇到类似的人际关系挑战时,治疗师将帮助他们运用这些收获(即泛化的过程)。在完成这个阶段任务的同时,我们仍然会关注来访者在初始阶段确定的问题领域。

(一) 引出来访者对结束治疗的感受

在IPT-A的初始阶段和中期阶段,我们一般会每周(或尽可能接近每周)安排一次心理治疗,但在巩固阶段,治疗频率可以稍放缓。如果来访者对治疗有所应答,并且抑郁症状显著减轻,则在巩固阶段的初期可将治疗频率放缓为每两周进行一次,然后是每三周进行一次,最后是每个月进行一次,或者在后续的延续和维持阶段安排更长的时间间隔。延长治疗间隔的目的是在较长的时间间隔中,为来访者提供更多机会,使其能够将更多人际心理技能运用在实际中。除此以外,较长的间歇期也减少了来访者对治疗师的依赖,为其独立发挥功能铺平了道路。当然,和来访者讨论这个话题,并共同确定治疗的时间间隔,也是合适的方式。

作为讨论的一部分,治疗师可以在治疗过程中提醒来访者,急性期的治疗即将结束,并询问来访者对此感受如何。

治疗师:希然,这是我们的第九次治疗。我们马上进入之前说起过的治疗"结束阶段"。

希然:好的。

治疗师:我们也会讨论一下后续的治疗计划。但在此之前,或许我们可以聊聊,你对治疗即将结束的感受怎么样?

希然:马上到第十次了呀?有种说不出的感受。

治疗师:是的,时间过得很快。

希然:我好像不知道要怎么说。

治疗师:我们在前面的会谈中讨论过如何表达自己的感受,这也是帮助你解决一些人际关系问题的方法之一。

希然:对。我只是感到很突然,好像一下子就要结束了。

治疗师:似乎你在治疗过程中非常投入,有这样的感受是很正常的。

希然:可能我还是有些担心回到学校后的状态,但状态会比之前好很多。

在这个对话中，治疗师了解到两个问题。一是希然对结束治疗存有担忧；二是虽然希然在面对感受的问题时，起初有些回避，但在治疗师的鼓励下，她开始与结束急性期治疗的感受状态进行联系和沟通。这两个问题都将成为接下来几周治疗的干预焦点。

引出对治疗结束的感受，也将帮助治疗师从短暂性的依恋角色中退出。对于青少年来访者来说，治疗师通常是人际关系信息的来源，他们会通过直接技术、示范和指导来帮助青少年学习人际关系策略，取得人际关系成果。但除他们之外，还有谁能在其中至少提供一部分帮助？青少年如何在这个过程中争取到重要他人的帮助？在这一治疗阶段，这些问题将得到明确的解决。

对于焦虑型依恋的青少年，他们对治疗接近尾声的询问反应，往往表明其对治疗师（或治疗过程）的依赖正在发展，治疗师必须更加果断地应对。对于这些青少年，关注的重点不再是其他人能提供的帮助，而是找出那些能提供类似干预期间的情感支持的人，而治疗师则有策略地从这一短暂性的依恋角色中退出；当治疗师退出时，其他人就可以填补这个空间。

对于所有来访者，无论他们是哪种依恋模式，治疗师都将关注他们对结束治疗的反应。治疗师应该承认这些想法和感受（如忧虑、恐惧、悲伤、愤怒、高兴），并就来访者认为有效的和无效的方面向其提供反馈。治疗师负责向来访者解释，有时在临近急性期治疗结束时症状会反复，但这不一定是复发的迹象。

（二）检查残留症状

抑郁症是儿童时期、青少年时期易反复出现的疾病。据估计，如果没有接受治疗，抑郁症在两年内的复发率约为45%，在五年内的复发率则约为73%（Rey et. al., 2009）。这些复发情况将在本节后面的内容进行深入讨论。检查残留症状的目的是回顾在治疗过程中未缓解的体征或症状，并将其置于已经得到改善的背景下。这将帮助来访者关注治疗过程中已取得的进展，同时提醒治疗师可能还需要做的进一步工作。

刘丽（化名）在自杀未遂后接受了心理治疗。她有明显的抑郁症状，这些症状与中重度抑郁症,以及社会及认知功能损害相关。在一次车祸中失去两个朋友是她患抑郁症的导火索。刘丽的问题领域被确定为悲伤反应,她的依恋模式是安全型依恋。

治疗师:刘丽,你能试着回忆一下我们刚开始治疗时你的感受吗?你还记得你来这里接受治疗的原因吗?

刘丽:我记得,我服用了那些药片,一直在哭。

治疗师:对,那你还记得我们讨论过的其他症状吗?

刘丽:睡不着觉,在学校表现糟糕,还有一些其他事情的困扰。

治疗师:好的。我还记得你和你妈妈以及一些朋友有过不愉快的时光,你记得吗?

刘丽:是的。

治疗师:在陈晓东和刘凡(均为化名)死于车祸后,我发现所有这些症状似乎又开始了,或者变得更糟了。我发现你的抑郁症很大程度上与失去那些对你很重要的朋友有关。

刘丽:(安静)……

治疗师:所以从我们开始见面到现在,你的情况有什么变化吗?

刘丽:(停顿)嗯,我现在还会想到陈晓东和刘凡,但不会一直哭了。我对老师或妈妈也不会经常发脾气了。但我睡得还不是很好……好一点儿了,但还不算很好。

治疗师:当时你大部分时间都很悲伤吗?

刘丽:我现在还是很悲伤,但不是一直悲伤。

治疗师:所以随着时间的推移,你的抑郁症状似乎有所减轻。你不再总是那么悲伤,你睡得好一点儿了,你对老师或妈妈也不会经常发脾气了。我想知道其他的一些想法和感觉有没有什么变化。在多次治疗中,我都会问你关于自杀的想法,但现在这些想法似乎不那么强烈了……上周,我们谈到你在集中精力做作业时遇到的困难,现在怎么样了?

刘丽:我还是无法集中精力,尤其是在做家庭作业的时候,还是有点像在试图透过迷雾去思考。

在这段对话中,治疗师开始识别来访者那些已经得到改善的症状,然后探索仍然存在的问题。之后,治疗师将和来访者共同制定一个问题清单,明确已经明显改善的症状和需要继续治疗的症状。这样做有双重目的,一方面向来访者强调症状已经得到改善,另一方面也承认治疗仍有一段路要走。这个任务为接下来的治疗开辟了一条路径。

三、任务三:识别人际交往能力

接下来,会谈将集中于识别与症状改善相关的人际交往能力。治疗师将开始回顾:

(1)治疗的初始目标;

(2)来访者取得的进展和学到的策略,展望来访者未来将如何独立地运用这些策略。

人际交往能力是因人而异的,并会受到症状学、问题领域、依恋模式和来访者社会网络的影响。

周蕾蕾(化名),18岁,是个大学生,在父母婚姻破裂后,她被精神科医生转介而来。周蕾蕾在家里是姐姐,父母离异前,除了做一些家务外,她还需要在父母上班时照顾妹妹,这是她的一项重要责任。父母离异后,周蕾蕾继续和她的妈妈、妹妹住在一起。她平均一个月去爸爸家两次,至少每周接听一次爸爸的电话。她经常听到父母双方互相批评和贬低对方,不得不充当他们之间的调解人,情绪变得越来越焦虑和抑郁。

治疗师:周蕾蕾,我们在治疗初期发现与你的焦虑和抑郁最密切相关的问题领域是角色转换。爸爸离家后不久,你便开始感到悲伤和焦虑,突然发现自己不得不充当父母之间的调解人。这对你来说是一份新工作,似乎是一份不可能完成的工作,也是一份你根本不喜欢的工作。我们都认为你的抑郁和焦虑与此有关。你还记得我们IPT-A的治疗目标是什么吗?

周蕾蕾:我记得得想办法让我从父母还在一起时的状态转变到能适应他们现

在离异的状态,就像经历一段旅程。

治疗师:是的,我们得想办法让你能放下一些以前的事情,比如想要所有家人都待在家里。除此之外,我们还要学习一些方法来帮助你适应父母离异的新情况。你能告诉我一些你尝试过的对此有帮助的方法吗?

周蕾蕾:嗯,我告诉过妈妈,我不想让她总是批评爸爸,我也这样对爸爸说过。现在情况好一点了。

治疗师:你是怎么告诉他们的?

周蕾蕾:我就对妈妈说,我希望她不要总说爸爸那些不好的事。我想,她停下来,是因为她知道这会让我的情况变得更糟糕。对于爸爸也一样。

治疗师:所以直接和父母谈谈就会带来改变。太好了,周蕾蕾。你能想到另一种告诉别人你感到困扰的事情并且会带来改变的情况吗?

在这次交流中,治疗师肯定了来访者对他们在治疗中讨论过的策略的使用,并询问这种策略是否可能对其他情况也有帮助,开始帮助来访者确定如何在其他互动中运用这种技能。到治疗的这一阶段,首先,治疗师要尝试让新学到的策略成为来访者人际关系技能库中的自然组成部分(即将这些策略内化);其次,帮助来访者探索这种策略可能也有效的其他情况,也就是将这些新学到的策略运用到生活中,进而将这些策略在日常生活中的使用与其焦虑和抑郁症状的改善联系起来。

另外一个例子是16岁的李梅(化名),她的问题领域是人际缺陷。李梅的内心很脆弱,尽管她渴望得到别人的关注,但她始终不确定自己是否能得到别人的关注。她的依恋模式是回避—恐惧型。李梅越来越担心会被同龄人拒绝。事实证明,李梅建立关系并不困难,但这些关系往往不会持续太久,因为当人们不同意她的意见时,她会变得非常生气和好斗。因此,朋友和家人不再想和她在一起,有些人甚至主动避开她。在接受治疗前,李梅并没有意识到她身上存在着在她的人际世界中看起来很正常,但对其他人来说相当有攻击性的特征。虽然李梅可以建立关系,但维持关系却很困难。

在治疗过程中,李梅开始意识到,她的攻击性正在把人们赶走。她的治疗师运用角色扮演和空椅子技术来演示李梅的行为给其他人带来的影响,以塑造更合适的反应,教她运用合适技巧来及时发现自己的愤怒情绪,然后选择一个更合适的反应。李梅被鼓励在治疗期间练习这些新技巧,并与治疗师讨论她的感受,然后在治疗间隙与"安全的其他人"(通常是她的妈妈和弟弟)练习这些新技巧。以下对话是在第九次治疗时进行的。

治疗师:在开始相处的时候,我发现你的焦虑至少有一部分与别人不同意你的观点时产生的愤怒和攻击性有关。在开始治疗前的几个月里,你非常焦虑,因为你觉得没有人会喜欢你了。我们在前几次治疗中常练习的一项技巧是,当有人不同意你的观点时,你如何做到不生气。你在保持冷静方面学得很好。现在,我要你假设我就是那个愤怒的人。请你教我如何保持冷静,可以吗?

角色互换后,治疗师和李梅进行了一次对话,其中包括向李梅教授保持冷静的步骤。治疗师把这些步骤都列下并打印出来,李梅可以把它们带回家练习。接下来引出现实生活中李梅发现这种技巧有效的例子,以及不太成功的例子。有效的例子被仔细回顾,以确定它们是如何,以及为什么会成功的;不那么有效的例子也被仔细回顾,以发现哪里出了问题,以及可以采取什么不同措施来确保更理想的结果。对于不成功的和成功的例子,治疗师都用了空椅子技术,来帮助李梅探索她自己和他人可能发生的感受。在接下来的会谈中,李梅被鼓励思考利用这一保持冷静的技巧可能会产生理想结果的其他人际互动情境。李梅惊讶地发现,她已经发展出一种强大的、可迁移的人际交往能力。

四、任务四:寻找症状改善的迹象

在IPT-A治疗的结束阶段,治疗师会提醒来访者寻找抑郁症状改善的迹象。

治疗师:在治疗的这段时间里,我们会不断地寻找你的抑郁症状正在改善的迹象。你可能会注意到一些迹象,比如情绪改善、睡眠质量更好、能够更清晰地思考、与朋友和家人相处得更好等。你会注意到一些事情,你的父母以及你的朋友可能也会注意到一些事情。当然,我也会注意到一些事情。我们之所以会特别关注这些,是因为它们是(你)开始改变的迹象。

对情绪改善迹象的关注,可以将来访者的注意力从抑郁症引起的负面生活经历转移到正在发生的正面变化上。微小的变化往往很容易被忽视,但如果治疗师持续关注这些迹象并将它们聚集在一起,到了结束阶段时,就有足够的证据向来访者清楚地证明其抑郁症状有所改善,人际交往能力有所提高,并进一步促使来访者独立功能的运转。治疗师帮助青少年在治疗期间将心理社会性获益纳入其自身的行为技能库中(内化),并让其学会在治疗室外的人际世界中遭遇挑战时,也依然能够运用这些技巧解决问题(泛化)。巩固阶段还为治疗师提供了检查和表扬这些改变的机会,并如上文所述,要继续帮助来访者内化和概括这些改变。

(一)识别复发的早期预警信号

在得到来访者同意的情况下,在结束阶段即将结束时,邀请其父母或其他看护人参加一次或多次会谈是有帮助的(也可以在维持期结束时安排进一步的治疗,目的相似)。这种会谈开始之前,治疗师都会先与青少年进行讨论,使他不会感到太意外,也不会感到被治疗师"背叛"了(因为在治疗开始前曾表示治疗会谈是保密的)。这些会谈的目的首先是总结来访者在症状减轻和人际交往能力方面取得的进展;其次提醒来访者及其父母或其他看护人警惕抑郁症可能复发的信号,并制订应对复发的计划。

总结症状的减轻和人际交往能力的提高,将有助于加强来访者的这些改变,也将帮助其父母或其他看护人理解和认识已经发生的改变,以便他们在家中进一步强化这些改变。此外,如果来访者抑郁情绪复发,父母或其他看护人更有可能注意到这类情况。

构建预警雷达,即"关爱图"(Care Map),将帮助来访者及其父母察觉到抑郁症可能复发的迹象,并制订如何解决这一问题的计划。这是来访者及其父母之间的协作过程,很少由治疗师介入。

周锋(化名),15岁,回避—疏离型依恋类型,问题领域是人际冲突。对于周锋来说,压力的增加导致其与他人的冲突增加。而压力逐渐发展导致严重的抑郁症发作。治疗师通过以下方式向其家人介绍"关爱图":

治疗师:我们一直在谈论周锋在过去几个月中表现得有多好,我们都很期待他能继续保持。不过,抑郁症在一些青少年身上复发的情况并不少见,所以我要制定一些应对计划。为了预防这种情况的发生,我们应该做些什么。识别早期的预警信号是非常重要的,这样我们就不必等到情况变得像治疗前一样糟糕后才开始治疗。

我们将构建一个关爱图,它包含两列。在一列上,我要让你们写下你们能想到的所有早期预警信号。比如,当周锋抑郁症开始发作时,他出现了什么问题,写下任何你们知道的可能导致他抑郁情绪加剧的诱因;然后把你们能想到的在过去有帮助或在将来可能有帮助的东西列在另一个列表上。周锋就他认为有帮助的事情和我进行了很多对话,其中一些事情我们也可以列在列表上。那么,回想一下,你认为周锋生病的时候,是什么诱发了他的抑郁症,以及你首先注意到的他的变化是什么?

这段对话确定了诱因,并能够提醒他们注意周锋抑郁症发作后的行为改变。这些记录在表10-1左边一列中。

然后,谈话内容转向如果识别到抑郁信号和症状重新出现,对此可能会有帮助的事情。表10-1记录了早期预警信号和周锋及其父母在谈话中提出的有帮助的事情。

表10-1 周锋的关爱图

早期预警信号	有帮助的事情
• 难以入睡	• 尽早发现自己的消极想法
• 凡事想得太多	• 不要让它们继续前进
• 和女友李琳(化名)吵架	• 睡不着的时候听听音乐
• 不想和李琳接触	• 暂时远离李琳,但要告诉她

续表

早期预警信号	有帮助的事情
•和父母吵架 •和老师吵架 •不想参加足球训练 •易怒 •感觉任何事情都没有意义 •比平时更讨厌学校 •只想一个人待着 •感到孤独,没有人关心 •对所有事情都感到有压力 •厌倦一切	•我还是想和她出去玩 •父母不要反抗 •告诉父母,事情不是这样的 •和医生一起检查药物 •请假几天 •去海滩走走,缓解压力 •偶尔错过足球训练也没关系 •没有必要感到内疚 •重新接受治疗

值得注意的是,由于周锋的依恋模式是回避型,所以在"有帮助的事情"一列中,很多项目都是功能性而不是关系性的。然而,他也确定了几个可能有帮助的关系因素:与女友李琳短暂分开;要求父母不要吵架;在情况不太好时及时与父母交谈;重新接受治疗。这些策略对于周锋来说是一个巨大的转变,即朝着独立运用人际关系能力的方向发展,这在治疗之初显然是缺失的。

周锋和他的父母共同制作了上述关爱图,并计划将其带回家,放在抽屉中,不再拿出来。但是,如果周锋开始表现出任何持续数天以上的压力迹象,他和父母就会将关爱图拿出来,看看它是否有助于识别早期预警信号;如果是,则计划合适的应对行动。

临床实践表明,在急性期治疗结束阶段的倒数第二次会谈(在与父母或其他看护人会谈之后)中,治疗师要求来访者写一封信给自己,而治疗师会在最后一次会谈中朗读这封信,这一做法是有益的。治疗师要明确表示,这不是一封感谢信,而是从治疗开始以来,这个青少年对在自己身上注意到的变化的一个记录。然后,治疗师告诉青少年,自己也会写一封信给他/她,其中记录了治疗师在同一时期内注意到的变化。在最后一次会谈开始时,青少年首先大声朗读治疗师写的信;治疗师紧随其后朗读青少年写的信,会谈的剩余时间将讨论这些信件所引发的议题。通常情况下,这一活动也为来访者提供了另一个机会,使其在人际关系方面的收获变得具体化且可转移,同时强化了青少年的独立功能。来访青少年可以保留这两封信。

(二)评估是否需要进一步治疗

治疗师在急性期治疗结束阶段的最后一项任务是与青少年一起规划未来的治疗,以巩固目前取得的成果,并预防复发。治疗师会为来访者介绍延续治疗和维持治疗,并提出一些可能有帮助的操作规范。同时,治疗师和青少年将讨论一个新的治疗协议,以适应最后阶段的治疗。

五、总结

对治疗期疗效的总结具有以下几个作用:

(1)解决来访者对治疗师(或治疗)产生的任何依赖,治疗师能策略性地退出短暂性依恋角色。这是在维持治疗联盟的时候实现的,如果有需要,可能会被重新激活;

(2)巩固来访者在治疗期间发展的新的人际行为,以实现其独立功能;

(3)帮助来访者及其父母警惕复发(或新发作)的可能性,并提前制订计划以应对这些可能性;

(4)评估治疗的延续和维持部分的需求并制订计划。在这个方面,治疗师需要借助第二节中讨论的有效、缓解和康复标准。

注意:治疗师努力在这种积极的关注和抑郁症的消极影响之间取得正确的平衡,这样做的目的是不要让来访者觉得治疗师过早地强调所取得的成果,而将与其症状相关的痛苦最小化。

第二节 延续和维持治疗

一、延续治疗

越来越多研究表明,延续治疗和维持治疗可以显著降低青少年抑郁症的复发率。David Brent 等人(2008)和 Larry K Brown 等人(2016)报告了这种治疗方法与药物干预比较的情况。AACAP建议,儿童和青少年抑郁症的治疗应始终包括急性期和持续期,一些青少年可能还需要维持治疗。急性期的主要目标是实现有效,并最终使症状完全缓解。在此思考一下AACAP在这些规范中使用的术语,可能会对治疗师有所帮助。

(1) 有效(Response):没有症状或抑郁症状明显减轻至少两周;

(2) 缓解(Remission):在至少两周,但不超过两个月的时间内,没有或很少出现抑郁症状;

(3) 康复(Recovery):两个月以上没有出现明显的抑郁症状(即不超过1~2个症状);

(4) 复燃(Relapse):抑郁症在缓解期内发作;

(5) 复发(Recurrence):在恢复期出现抑郁症状(即新发作)。

AACAP建议所有患有抑郁症的青少年都需要接受额外的治疗,以巩固在急性期治疗阶段出现的治疗反应。尽管到目前为止,IPT-A的研究还没有具体展现,但AACAP的规范表明,治疗有效后,治疗应该持续进行6~12个月。从IPT-A的角度来看,这些建议表明,在急性期治疗结束时(通常在10~14次会谈之后),治疗师应与青少年协商延续治疗,以适应AACAP建议的时间框架。

在IPT-A中,治疗的初始阶段和中期阶段通常总计要经过大约8次治疗,尽可能是每周进行一次。巩固阶段,治疗通常按照第一节所述的时间间隔进行,所以这一阶段的4~6次治疗可能会持续2~3个月。在计划延续治疗时,治疗师要考虑来访者是否已经达到有效、缓解或康复标准。如果已经达到有效或缓解标准，治疗师就会与来访者商讨延续治疗的时间，至少持续到达到康复标准为止。

如果已经达到康复标准，延续治疗的时间将缩短，或直接进入维持治疗期。因此，延续治疗的时间框架将取决于青少年在急性期治疗结束后残留的症状。

在延续治疗期间，治疗的重点仍然是同一问题领域，治疗通常一个月一次，继续巩固青少年的社会心理改善情况，防止复发。

治疗师要与青少年及其父母或其他看护人明确讨论急性期治疗结束后要向延续治疗阶段过渡，并协商达成新的治疗协议。到这个时候，治疗师基本上已经从短暂性依恋角色中退出来，继续协助青少年通过改善人际关系来满足他/她的依恋需求。

二、维持治疗

延续治疗适用于有残留症状的青少年，而维持治疗则适用于所有IPT-A干预措施，甚至适用于已经实现症状完全缓解的青少年。维持治疗的目标是提供持续的支持，使青少年能使用在治疗急性期和延续期所取得的人际关系方面的收获，以尽量减少复发的可能性。

IPT-A中的维持治疗会谈安排得比急性期或延续期的频率要低，而且强度通常较低。这些会谈是根据青少年的需要安排的，通常是每8~12周进行一次。维持治疗阶段会谈的三个具体目标如下：

（1）最大限度地提高青少年的人际功能；

（2）处理可预防的新的社会心理问题；

（3）提供一个持续的治疗关系，如果急性症状复发，可以进行调整，以适应新情况。

想要最大限度地提高青少年的人际功能，需要继续完成双重任务，即协助青少年将在急性期治疗阶段学到的人际交往技巧加以内化和泛化。最初的问题领域仍然是重点，而治疗通常集中在重新审视那些进展顺利的人际关系事件上，以强化这些技巧。在治疗之外，这些成功在很大程度上不会被那些对青少年很重要的人注意到,所以让来访者重述这些故事,能使治疗师有机会鼓励来访者,并分析其成功的原因。

例如,治疗师与周蕾蕾的对话将被进一步分析,以便她能够理解自己与父母的对话是如何减少她在角色转换领域遇到的困难的。

周蕾蕾:我刚刚对妈妈说,我希望她不要总说爸爸那些不好的事。我想她确实不再说了,因为她知道那会让我的情况变得更糟糕。对于爸爸也是一样的。

治疗师:所以直接向父母提出自己的想法是有用的。这很好,周蕾蕾。让我们仔细想一想这是怎么一回事。你还记得你对妈妈说了什么吗?

周蕾蕾:我就说:"别那么说,妈妈!我只是希望你和爸爸不要总是批评对方。我必须和你们两个人一起生活,而你知道我讨厌这样。"我还多说了一点,但这是主要内容。

治疗师:那么,当你说出这句话时,你的感觉如何?

周蕾蕾:嗯,我很恼火——他们总是这样。

治疗师:你觉得妈妈当时的感受如何?

周蕾蕾:她沉默了一会儿,但她后来好一些了。

治疗师:好的,所以你告诉妈妈你对她贬低爸爸这件事的感受,你说你讨厌这样,你说你希望她停止这样做,而这很有效。所以这里有三点,你知道它们是什么吗?

周蕾蕾:不知道。

治疗师:嗯。第一,你让妈妈知道你的感受(我讨厌这样);第二,你让她知道是她做了什么让你有这样的感受(总是批评爸爸);第三,你让她知道如何改变这种情况(别那么说,妈妈)。你对这三件事很清楚。我真的为你感到骄傲,周蕾蕾。这就是我们治疗中一直在练习的事情,而且它对你很有效。所以再告诉我一遍这三点,让我们把它们写下来。

上述对话表明,维持治疗阶段与急性期治疗结束阶段以及延续治疗阶段没有太大不同。但重点略有转移，上两个阶段主要是让青少年报告人际关系的成功，但现在更加强调分析这些成功的原因。治疗师协助青少年进一步了解这些新技巧是如何促成理想的人际关系的。在周蕾蕾的案例中，治疗师选择了"做标记"（mark a moment），让周蕾蕾写下构成她成功的人际关系的三个点。除此之外，治疗师继续将来访者人际交往能力的提高与独立功能的改善和症状的减轻联系起来。

治疗师：你的治疗进展非常好，周蕾蕾。每次使用这些新技巧时，你都会更熟练。我只是想让你注意到，当你试图去帮助人们理解自己身上发生的事情时，你的焦虑和抑郁症状会有多大的改善。

在维持治疗阶段，青少年在日常生活中出现新的社会心理问题的情况并不少见。大多数情况下，这些问题不需要进行紧急干预，它们恰好提供了强化已经习得的人际交往技巧运用的机会。借此机会，青少年能够将人际交往能力泛化到其他情况和其他人身上。例如，如果周蕾蕾与她的同伴、男友、大学老师或其他对她来说很重要的人之间出现问题，她及其父母沟通时所展现出来的能力同样可以被适当地应用在别的情况中。治疗师将与周蕾蕾讨论如何在这些情况出现的早期运用这些新的能力，以有效防止人际关系问题的正常困扰发展成为不正常的困扰，甚至引发抑郁症状。

在维持治疗阶段，可能会出现青少年觉得无法处理的人际关系危机，特别是对于有焦虑型依恋的来访者来说，在某些情况下，这些危机可能会促使症状的复发。为了有效地处理这些情况，有必要时，可能需要暂时回到急性期治疗，解决另一个问题领域的问题。因此，如图 10-1 所示，IPT-A 成为一种模块化疗法。如果有必要回到中期阶段，治疗师将适当地调整治疗关系的性质，以体现青少年在复发情况下的依恋需求。同时，一份新的治疗协议将被合作拟订，以体现这种治疗上的迭代。

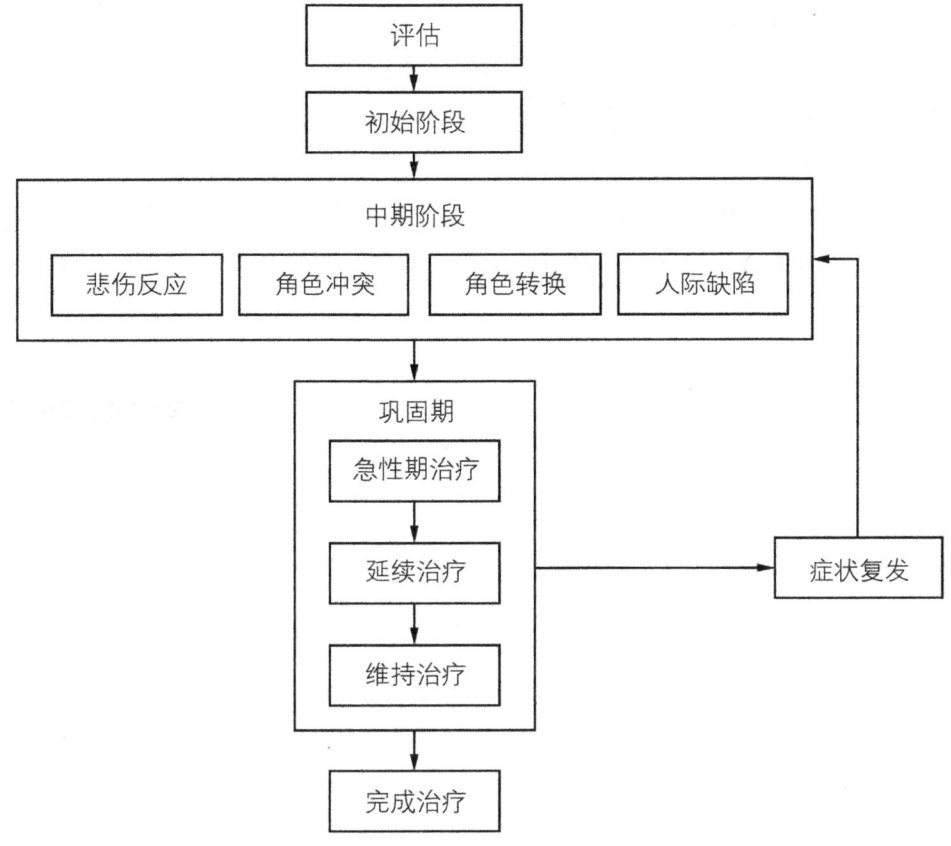

图10-1 模块化IPT-A治疗

在维持治疗结束时,如果治疗师及青少年本人都对他症状的改善和独立人际交往能力的提高感到满意,治疗就算结束了。然而,正如第一节中关爱图所指出的那样,要鼓励青少年对症状可能复发的信号保持警惕,如果出现新的情况,要鼓励青少年回到诊室接受进一步的治疗。

三、总结

在延续和维持治疗中,治疗师持续地从短暂性依恋角色中退出,并与青少年合作,从青少年的人际关系圈中找出其他可能的人物来替代治疗师的角色。在实现这一目标的同时,治疗将持续关注已确定的问题领域。延续治疗针对的是已经达到有效或缓解标准的青少年,而维持治疗将提供给所有青少年。在治疗的这一阶段,青少年将发展出与症状减轻相关的新的人际交往能力。延续治疗和维持治疗的目标是帮助青少年将这些新的能力联系起来,并将其泛化,以便青少年在未来的独立功能中运用,从而降低未来出现症状复发的风险。然而,如果青少年出现新的症状,IPT-A的模块性质就有利于其回到急性期治疗阶段,一旦症状得到改善或清除,治疗也就结束了。

(胡健波、陈京凯)

第十一章

IPT 治疗青少年抑郁的特殊议题

第一节　IPT-A 要点

人际关系是青少年日常生活中最熟悉的话题之一，亲子关系与同伴关系也是影响青少年情绪的主要因素之一。IPT-A 即专门针对青少年抑郁相关的人际关系问题所开展的一种心理治疗方法。前面的各个章节对 IPT-A 的流程做了详细的介绍，并结合具体案例做了操作演示。本小节则会对 IPT-A 的要点进行一个简要介绍。

时刻明确 IPT-A 的治疗目标：帮助青少年改善他们的人际关系，提升其人际交往技巧及胜任感，减轻其抑郁症状。

牢记限时聚焦：IPT-A 的特点是短期的急性期治疗，因此在治疗中，治疗师需要把整体治疗的时间框架和每次访谈的时间限制放在重要的位置，即谨记在约定的 12~16 周中进行每周一次的固定访谈，并将此作为每次自己与青少年来访者及其家庭共同努力的动力；同时明确初始阶段、中期阶段及结束阶段的主要任务，以及每次访谈所聚焦的内容。

鼓励来访者父母或其他监护人参与治疗：虽然 IPT-A 是一种个体心理疗法，但青少年作为未成年人，亲子相处模式及家庭对青少年的情感支持力度，均可能与他们目前所面临的抑郁症状息息相关。因此，在 IPT-A 治疗中，父母或其他监护人的积极参与，借助亲子人际关系模式的调整来改变青少年人际关系策略，尤其有利于青少年成长及提升 IPT-A 的疗效。一般对青少年进行全面评估后，再决定父母或其他监护人参与的程度及时机，但提倡治疗师尽可能在初始阶段早些与他们面谈。在极少数情况下，治疗初期，青少年可能拒绝让父母参与，治疗师应尊重他们的决定，但在治疗进展一段时间后，需要再次与其讨论能否邀请父母参与到治疗中。

提供有关抑郁症的心理教育，赋予来访者"临时、有限的患者角色"：IPT-A 强调在治疗初期,治疗师向青少年来访者及其家庭提供抑郁症相关知识的心理健康教育,让其充分了解抑郁症。赋予青少年"患者角色"即青少年来访者的生活、学习状态由于受到疾病影响而会有一定的下降,来访者不应因此受到父母或其他监护人的过度指责。但"患者角色"是"临时"状态,如果变成慢性、长期的享受与松懈,则会增加来访者出现社会适应不良的风险。"患者角色"也应为"有限"的,即鼓励青少年尽力参与到学校学习、同伴交往与家庭活动中,做力所能及的事情。如可以与来访者父母这样交流:"你们也发现,最近孩子的学习成绩有所下降,看上去有些懒洋洋的,平时与你们的交流也变少了,有时甚至会对你们发火;但是对于这些表现,他并不是故意的,他也不想这样。他心里其实很愧疚。这些都和抑郁症这个疾病有些关系。让我们一起努力,陪孩子面对这个疾病。当然,这并不是说孩子生病了,我们就要事事顺着他,比如完全允许他不出门、躺在床上玩手机等,而是要多鼓励他做一些力所能及的事情,并对他积极完成的事情予以肯定。"试着与孩子这样沟通:"我们知道你心里很难受、压抑、烦躁,不想说话,不想参加任何活动,也不能集中注意力去学习,觉得自己好像做什么事情都做不好。这些和你这次生病有关系,你不要过于自责。这次你不是一个人面对,你还有我,还有父母,让我们一起去面对,情况会好起来的。为了更好地康复,我还是希望你能尽量去学校,尽量与朋友保持联系,继续参加日常活动。学习成绩好坏,现在并不重要,重要的是在这些活动中,你能感受到一丝自我价值……"

每周进行抑郁症状评估:每次访谈前,均需监测抑郁症状,回顾一周的情况,再次评估当下症状的严重程度、自杀风险以及安全性。可采用PHQ-9自评量表、宗氏抑郁自评量表、儿童抑郁量表等进行评估,也可使用1~10分的情绪评分量尺以快速、便捷地评估来访者当下的情绪状态。若发现有显著的自杀意图或行为,则及时进行危机干预。

聚焦于一个议题:每周访谈前,先将情绪和过去一周发生的人际事件联系起来,将注意力集中在与抑郁症状最密切相关的人际问题上。青少年来访者在每次访谈过程中,可能会讲述到本周与情绪相关的多个人际问题,有的可能在初始阶段确定的问题领域框架之内,有的却不一定如此。这时,需要治疗师引导青少年来访者做出选择,即选择在确定好的问题领域内,本次访谈最关心、最重要的一个小议题进行治疗。

重视中期阶段的"角色扮演":由治疗师确定一个具体、可控制、不带威胁性的小议题进行角色扮演。在IPT-A治疗中,尤其是中期阶段,治疗师应带领青少年学习新的人际沟通技能,如鼓励情感表达、有效沟通、问题解决和决策分析等,也可在角色扮演中进一步让青少年自己练习这些技巧,并在扮演中进行反馈,提升青少年的自信心。

在结束治疗期间,让青少年来访者复习并向其强调在中期阶段掌握的人际交往技能,增强其将这些技能延伸应用到未来人际交往中的信心,帮助青少年及其监护人了解与识别出抑郁症复发的预警信号,并提供有参考价值的解决方案。

第二节 自杀议题

本部分涉及内容案例遵循保密原则,相关信息已经过处理。

案例呈现

小李从小跟随爷爷奶奶在乡下生活,一直到读完小学。他的性格偏内向,不太爱说话。初中时被转到父母所在城市的学校读书。小李学习成绩一般,爸爸觉得小李读书不够认真,不够努力,觉得他看手机的时间太长而影响学习,经常会批评小李,说"考这么差,猪脑子""这种成绩的人,以后就配捡垃圾"。小李每次看到爸爸,就会紧张,总担心自己哪里做得不够好。近一个月来,小李情绪低落明显,经常莫名地哭泣,上课注意力不能集中,晚上睡觉总做噩梦,觉得自己什么都做不好,烦躁的时候就会拿刀割伤自己。每次被爸爸批评的时候,小李就会觉得自己很糟糕,是父母的累赘,觉得这样活着一点意思都没有,自己不如死去算了。三天前学校考试,小李考了56分,排在班级倒数第三名。班主任老师打电话给他父母,反映小李上课睡觉,作业也不能按时完成,让其父母多关注小李的学习状况。爸爸接到电话很生气,觉得小李就是不爱读书,就是怕苦、娇气,说作为家长,自己辛苦地付出。爸爸越说越气愤,小李则忍不住说"那你们当初不要生我好了",父亲一听更生气,狠狠打了小李一个耳光。小李越想越难过,觉得生无可恋,晚上服了家里妈妈的一瓶安眠药想自杀,后被及时发现,送到医院抢救。

一、自杀行为概述

自杀是15~19岁青年死亡的第三大原因。自杀行为是一系列动态、连续的复杂行为,包括自杀意念、自杀计划和自杀未遂。全球学校调查发现,13.6%的青少年报告过去一年曾有自杀意念,10.2%的青少年则报告曾有自杀未遂行为,而10%

的自杀未遂者会出现自杀死亡。在中国,每年有200多万人自杀未遂,其发生率为自杀死亡发生率的40倍;在青少年群体中,自杀未遂的发生率高达3%。据联合国儿童基金会统计,全球范围内,在约12亿10～19岁青少年中,20%存在心理健康问题,每年约有4.58万青少年死于自杀。青少年的极端心理危机事件就是自杀。

自杀的人际关系理论认为,受挫的归属感(与他人重要关系的丧失)、知觉到的累赘感(觉得自己是负担)和习得的自杀能力(有能力实施自杀行为)是一个人实施自杀的三个核心要素。温暖的和高凝聚力的家庭、和谐的亲子关系、温馨的家庭氛围、紧密的家庭情感联结,均有助于提升青少年的归属感、减少其累赘感,这被认为是降低青少年自杀风险的保护性因素。人际联结感可以保护感受到高痛苦的青少年,扼制其自杀意念(Dhingra et al.,2019)。一项中国中学生自杀意念相关因素的系统综述和Meta分析指出,与自杀意念关联最强的是家庭关系不好(王雅婷 等,2019)以及存在冲突的家庭环境。这些均会导致青少年的焦虑和抑郁情绪明显增强,易导致青少年对自身的存在意义产生怀疑,从而引发自杀想法和行为。

国外有应用IPT-A降低抑郁青少年自杀风险研究的相关报道。IPT-A有助于降低抑郁青少年的自杀风险(Klomek et al.,2006)。73名存在自杀风险的12～18周岁在校中学生被随机分配到人际心理治疗组(IPT-A-IN)和学校常规治疗组(TAU),每周治疗2次,共6周。研究结果发现,IPT-A-IN组在降低自杀意念和缓解焦虑、绝望程度方面的效果显著高于TAU组(Tang et al.,2009)。

二、治疗过程

(一) 初始阶段(1～4次)

初始阶段治疗任务如下:

(1) 通过倾听、共情等,建立良好的医患联盟。

(2) 病史资料收集,评估个案安全性,如有无自杀意念、既往有无自杀行为、有无自杀计划等;评估抑郁症病史、是否用药、学习压力、人际关系;评估负面生活事件等压力情境在个案身上的持续时间,个案是否有重大心理创伤;评估个案的社会支持系统、外部资源的质量和使用资源的能力;评估个案及其家族成员的心理状况和心理风险因素。

（3）心理健康教育:分析自杀的危险性因素和保护性因素,赋予个案"有限的患者角色"。

（4）梳理人际关系:介绍与 IPT-A 治疗相关的事宜,探讨当前需要解决的问题领域。

对于自杀个案,治疗中非常重要的是精准评估后的危机干预。对于小李的情况,需要系统性地收集以上信息,尤其要关注自杀意念或自杀行为和人际关系的相关性,倾听其如何描述人际问题对自杀行为造成的影响。本案例中,小李与其爸爸的冲突是其自杀行为的促发性因素。

如果青少年有明确的在近期结束自己生命的计划,则父母需要采取紧急治疗转介以保障其生命安全。对于有自杀倾向的青少年,需要规范、特定的治疗契约。青少年的自杀行为是心理治疗的保密例外,在治疗开始阶段,治疗师需要向青少年充分告知保密例外的原因和必要性,以避免青少年对保密例外的担忧和愤怒,避免影响治疗联盟的关系。治疗师需要让青少年了解治疗的目标是帮助他们摆脱自杀意念、恢复健康和认识到生命的意义。

治疗师:你担心父母知道你有自杀的想法就会很担心你,还有可能责骂你。很多时候,这样的担心的确是可能发生的。在我们的工作中,非常重要的是遵守保密原则。同时需要告诉你的是,保密例外是指当有伤害你自己或者他人的行为时,我有责任告知你的父母,这有利于更好地帮助你摆脱困境。我们会留出时间,一起讨论告知父母的方式,以及你的担心,讨论可能有哪些合适的应对方式。

治疗师需充分意识到自杀污名对治疗的影响。超过 80% 的自杀未遂者在一年内会再次尝试自杀,而导致其再自杀的主要原因之一就是自杀污名(Mayer et al., 2020)。因为自杀行为的特殊性,自杀未遂的青少年对自杀行为具有强烈的自我污名化体验,容易产生病耻感。持续污名的恐惧会使青少年产生错误的认知和预期,从而选择一系列退缩、隐瞒等消极的应对方式,这在治疗中可能会影响治疗关系的建立及其投入治疗的积极性。

治疗师:我知道谈自杀这件事,不是容易的事。谢谢你的勇气,也谢谢你信任我,愿意和我谈论如此困难的话题。希望你跟我在一起时能够感到自在,并能充分地相信我。我了解要建立这种感觉是需要时间的,我们可以一起努力。我希望你能对我敞开心扉,跟我谈谈你的感觉和想法,这样我才能更好地帮助你。如果你觉得无法告诉我你的感受,也不用太责怪自己,这也是疾病造成的;还有我们的文化或习俗,也让我们讨论这方面的问题时会有一定困难。

在治疗早期描绘人际关系清单时,有些有自杀倾向的青少年表示没有任何重要的人际关系。他们处在强烈的绝望感受中,有受挫的归属感,觉得没有人在乎自己,有的会说"没有人会在乎我""谁都不关心我""我没有任何朋友"等。治疗师要意识到有自杀倾向的青少年会丧失感知重要关系的能力,可以和青少年尝试讨论:"在产生自杀想法前,你的人际关系清单是怎样的?"也可以和青少年讨论:"谁是你愿意放在人际关系圈中的人?"以此明确谁是在青少年亲近关系中缺席,但同时又是青少年非常渴望亲近的人。

(二) 中期阶段(5～10次)

中期阶段治疗任务如下:

(1) 每周评估个案症状的变化,评估个案安全性和有无自杀风险。

(2) 帮助个案觉察自杀意念出现时的情绪、情感体验;帮助个案学会释放情绪,尝试寻找替代自杀的其他应对方式,确认着手处理问题的有效策略,促使个案主动寻找问题的解决方案。

(3) 进一步对问题领域进行澄清,围绕人际领域的某一问题,通过沟通分析、决策分析和角色扮演等多种策略和技巧,加强个案的社会支持、减轻其人际压力、促进其情绪处理和提高其人际应对技能。

在治疗师和小李的讨论中,小李意识到自己无法和爸爸沟通交流,很难成为令爸爸满意的孩子,每次和爸爸一交流就会引发小李更深的自责和内疚,这让小李选择用自杀的方式来应对。治疗师和小李讨论将角色冲突作为焦点问题进行治疗,在接下来的会谈中,将聚焦于与这个问题领域有关的事件和感受。每次会谈开始都需要评估个案的情绪状态,同时需要评估其是否有自杀危机。个案在某一段时间内仍然会存在自杀危机,治疗师需高度重视,需要与其父母讨论紧急处理的策略,以保障个案的生命安全,讨论如何改善引发自杀的情境,或个案如何应对有自杀意念产生的情境,持续回馈个案关于采用策略或技巧的习得进展,以及用自杀意念产生频率减少的检查结果来鼓励个案,不断确认其人际功能的改变,并将结果反馈给个案。

治疗师:回忆这些令你感到痛苦或愤怒的想法和感受的确不容易,同时这些想法和感受对我们找到有帮助的方法很重要。小李,当父母说话的时候,你有什么感受?你会怎么去思考爸爸表达的意思?你的感受没有对错,只要是你的真实体验,与你自己有关联即可。

你说到上周只有一次这样的自杀想法,比前面减少了很多。让我们一起来回顾一下,当爸爸妈妈对你说话让你感到很生气、很冲动的时候,你做了什么让自己不再想着结束生命,而是让情绪平缓一些(替代性方案)?

我们讨论到你和爸爸很容易就吵起来,你对爸爸说的话感到特别生气。上一周你们有意见和看法上的分歧,但是你们并没有吵架,那是怎样相处的?你是怎么说的?爸爸又是怎么回应的(沟通策略)?

自杀行为是多种复杂因素相互作用的结果,加上青少年生理、心理发展的特殊性和情绪、情感的不稳定性,在治疗中期阶段,治疗师要根据会谈内容对独特个案预期标定的问题领域进行弹性调整,更要专注于人际问题的修复历程。复原的次序和模式在不同个案身上有所不同,治疗中期需视实际情况来探讨不同的问题领域。在治疗中也需要关注正向反馈,提高个案在改变社会互动和适应环境中的自我效能感,鼓励其尝试新的解决方案和新的沟通方式。

（三）结束阶段（1~3次）

结束阶段的主要任务如下：

（1）评估目前个案的安全性，讨论终止治疗。

（2）回顾整个治疗过程、治疗效果和收获，强化固定个案之前应用习得的策略和方法。

（3）确定未解决的问题，讨论是否需要维持治疗或者更换治疗方案；帮助个案辨识危机程度，讨论紧急危机干预方案。

有情绪障碍的青少年的自杀风险是没有情绪障碍的青少年的12~35倍。有自杀倾向的青少年的情绪障碍一般比较严重，在治疗末期需要监测症状的改善程度，评估危机程度，充分考虑复发的可能性，在治疗效果有限的情况下，要及时调整治疗方案，或者改用其他心理治疗技术，如辩证行为疗法（dialectical behavior therapy, DBT）等。

治疗师：经过前面一段时间的治疗以及你自己的努力，现在你自杀的想法已经很少出现。你学习到如何面对家长的期待，更清楚你自己能做到的部分。和家长有冲突的时候，你会尝试用怎样合适的方式去应对。这些策略都会在你的生活中不断实践和提高。让我们一起来回顾一下这些方法。

如果有时候还会有自杀意念冒出来，你觉察到自己的情绪到几分时，自杀意念就会变得强烈？那个时候，你可以做些什么来帮助自己？（危机预防方案）

自杀是所有心理危机治疗中威胁青少年生命安全的最大危险，对患者自杀意念、自杀计划的了解需要贯穿于整个心理治疗过程的始终。

第三节 青少年非自杀性自伤议题

青少年非自杀性自伤行为(non-suicidal self-injury, NSSI)是青少年一种不以自杀为目的的、刻意的、直接对自己身体和心理造成伤害,但不会直接造成死亡的行为。研究报道,NSSI在青少年中的发生比例为7.5%～46.5%,12～14岁是其中一个高峰期。虽然NSSI的青少年没有寻求死亡的意图,但出现此行为前可能已有自杀意念,而反复实施NSSI,也是其日后自杀未遂的高危因素。在DSM-5中,已将"非自杀性自伤"列入"需要进一步研究的状况"这一章节。

青少年常见的NSSI方式包括:割伤,最常见的是割伤手臂,也有部分青少年担心被他人发现而选择割伤更为隐蔽的大腿内侧等;干扰伤口愈合,在伤口愈合过程中刻意揭开或撕裂伤疤,造成再次伤害;过量服药;捶打自己的头部或身体;其他如刻意熬夜、过度运动,以及在网上匿名发布或分享贬低自己的信息,从而达到自我伤害目的的网络自伤等。

青少年NSSI可能从最初的出于好奇或者模仿他人行为,发展到以目标为导向、有意识、故意的行为,即自愿性自伤,若此阶段未得到合适的干预,该行为则可能进一步强化发展为习惯性自伤——一种自动的、习惯性的成瘾性行为,并且随着痛阈的提高,需要更为严重、更为频繁的自我伤害,才能达到既往的效果。而习惯性自伤的处理则更不容易,因此,早期发现、早期干预尤为重要。

青少年NSSI的原因各异,最常见的是应对或发泄情绪上的痛苦,在感到痛苦、无助、压抑、难受、悲伤、绝望时,由于应对方式的不成熟,自伤成为他们发泄情绪时最易采取的一种方式,以身体的疼痛缓解心理的痛苦;也有部分青少年试图通过自伤来减轻自己的麻木感,在疼痛中感受到自己还活着,让自己兴奋起来;还有一些青少年,对自己感到不满意或失望,通过自伤来惩罚自己;或通过自伤,引起家人或朋友的重视,得到理解与关心也是其自伤行为的部分原因;另外一些低自尊的青少年则希望通过自伤来展示自己的勇气，获得同伴的肯定或表达自己的愤怒。

虽然不是所有的青少年NSSI均与心理疾病有关，但研究发现，青少年期的情绪障碍如抑郁症、双相情感障碍、焦虑症是他们自伤的重要原因之一。倘若父母不能勇敢地面对或接纳自己孩子所遇到的心理疾病，而采取回避的方式，那么孩子可能也会以回避的方式处理问题，进一步加重自伤行为。

关于NSSI的频率、方式、特征和动机的评估，有一些结构化的量表可供使用。自伤意念与行为访谈（self-injurious thoughts and behaviors interview，SITBI），用于评估自伤意念和行为的存在、频率及特征，包括自杀意念、自杀计划、自杀姿态、自杀企图和NSSI。自伤功能性评估（functional assessment of self-mutilation，FASM），用于评估NSSI的方法、频率和功能，包括NSSI行为清单和22个动机清单两部分。中文版FASM具有较高的内部一致性，是一种有效、可靠的评估中国非临床青少年NSSI的工具。自伤陈述量表（inventory of statements about self-injury，ISAS）旨在全面评估NSSI行为的13种功能和12种NSSI行为发生的频率，具有良好的内部一致性和结构效度。自伤问卷（self-harm inventory，SHI）由22个项目组成，采用二分（是/否）反应方案来评估个体对自伤的自我报告。渥太华自伤调查量表（Ottawa Self-injury Inventory，OSI）的评定范围较广泛，包括自伤行为/想法/频率、自伤方式/部位、自伤的目的/效果、抵制自伤行为的方式、寻求治疗的情况等多方面信息，且同时对自伤原因进行了评估，如情绪管理、人际影响、抵抗自杀、抵抗解离、自我惩罚、寻求刺激以及成瘾特征等各维度的情况。OSI信度及效度均较高，也是目前评估NSSI最全面的工具，值得在治疗中应用。

青少年NSSI治疗前的评估，除了以上对自伤的结构化访谈，还需对与NSSI相关的其他因素进行综合评估。包括对心理疾病的评估，如是否存在抑郁症、焦虑症、双相情感障碍；对人格特征的评估；对应对方式的评估；对家庭功能的评估，如父母相处模式、教育方式、亲子关系与模式、家庭支持等；对社交及同伴关系的评估，如是否遭受欺凌，亲密关系的冲突或同伴关系的模式等。全面评估有利于后续的综合干预。

青少年NSSI的管理原则包括：与他们探讨实施NSSI的原因，理解他们的动机及可能存在的心理疾病；建立包括青少年—父母—心理治疗师—精神科医师—学校等治疗同盟，对于有心理疾病的青少年，必要时需开展药物结合心理治疗及物理治疗的多轨道干预；开展自杀风险评估，避免接触致死方式；避免过度渲染NSSI的危险性及重要性，因为对NSSI的过度反应，反而会传递"自伤是维持他人对自己注意的有效方式"的信息；与青少年及其家庭完善安全计划等。

关于NSSI的心理治疗方面，认知行为治疗、辩证行为治疗、家庭治疗、人际心理治疗的疗效均有一定研究证据的支持。基于每个青少年均是一个独立的个体，有各自成因，尤其是共病心理疾病且发展到自愿性自伤及习惯性自伤阶段。青少年NSSI的治疗极具挑战性，因此，对各种干预方式应持开放的态度，结合前期综合评估，个性化地选择最适合他们的心理治疗方法。对于NSSI的青少年抑郁症来访者，治疗师经充分评估后，若梳理出其情绪及NSSI与其人际事件有关，可尝试与其共同探讨，确定可聚焦的人际关系领域来开展工作。

案例呈现

小蒋，女，16岁，因情绪低落伴自伤入院治疗。9月，小蒋考入当地最好的高中，但逐渐出现情绪低落，对既往喜欢的画画、唱歌也提不起兴趣，感觉心里压抑、难受，泪点降低，时常默默独自掉泪，夜间入睡困难，食欲下降，偶有消极念头，但无自杀计划与行为，上课注意力不能集中，仍坚持上学，学习成绩有所下降。曾向父母提出既往初中的好朋友都与自己不在同一个学校，在新学校感到孤单，期望转学到其中一个好友的高中就读。父母考虑其考上的是当地教育资源最优的学校，不同意其转学想法，让其尽快适应新学校。6月，小蒋发现同宿舍一位同学手臂有划痕后，开始尝试在心里难受时用美工刀划伤手臂，首次感到很放松，自觉心里的痛苦缓解了一大半，继而时常采用此自伤方式发泄情绪。小蒋逐渐发现自伤可以让自己更真实地感受这个世界，不会再感到自己如行尸走肉般活着；有时她也会在感到自己无能、对不起父母栽培而自责时划伤自己，划完后感觉自己受到了惩罚，心里的痛苦也会减轻一些。周末回到家，小蒋与父母交流明显减少，常在卧室独处。父母提及其成绩或询问在学校的状态时小蒋更是烦躁,发脾气。1月前,妈妈发现其手腕有划伤,感到震惊与害怕,遂带其来心理门诊就诊。小蒋有消极悲观念头,否认存在具体自杀计划与行为,否认存在情绪高涨、兴奋话多、凭空闻声、感到被害等情况。

该案例诊断为抑郁症发作,尊重患方决定选择门诊治疗,考虑予以抗抑郁药物治疗结合心理治疗。在心理干预方面:对来访者进行全面评估,并与其及父母进行充分沟通,来访者感受到在新高中学习这几个月间,既往好友的疏远,新伙伴的缺失,生活方式从初中的走读模式转变为高中的住校模式,这些人际关系的改变与自己的抑郁情绪密切相关,所以愿意接受心理治疗,并赞同将问题领域定在"角色转换"。来访者的NSSI同样是困惑她及其父母的问题之一。在进行心理治疗的过程中,治疗师邀请来访者父母共同参与,结合人际关系清单,与来访者一起制订独处或有他人时的"自我关照及安全计划"(见表11-1)。

表11-1 与来访者共同制订自我关照及安全计划

自伤的预警信号	情绪变得十分低落; 感到麻木; 感到自己一无是处; 想对别人发火
自伤冲动延时时间	有自伤冲动时,至少坚持10分钟再决定是否行动
我可以联系的人	放假时:妈妈或初中的好友小江; 在学校时:班主任或拟新交的好友小胡
自我关照策略	放假在家里时:撕纸、捶打枕头、大声唱歌、下楼跑步两圈、洗澡、请妈妈紧紧拥抱自己、与好友A或B聊天交流、约好友A或B逛街或看电影; 在学校时:上课期间——在本子上乱画、发呆、使劲捏压力球;下课期间——听音乐、到教学楼外散步、使劲捏压力球、在手臂上画画、请拟新交的好友小胡紧紧握住自己的手

续表

危害最小化策略	放假在家里时:将危险物品如美工刀、剪刀、圆规等交由父母保管,若有学习需要时,父母再拿出来,确实想自伤的时候,按约定好的计划划一下,但是不要划得太深; 在学校时:将危险物品如美工刀、剪刀、圆规等交由同桌保管,若有学习需要时,同桌再还给来访者,来访者确实想自伤的时候,按约定好的计划划一下,但是不要划得太深
值得去改变与活下去的理由	父母很爱我,若我离开,他们会痛不欲生; 我还没去过厦门,有机会要去看看

注:由治疗师引导,来访者自行填写,父母协助。

制订好自我关照及安全计划是改善自伤行为非常可行且操作性强的方法,但是在实施过程中,青少年完全有可能再次出现自伤行为,他可能会因此感到更加自责以及对自己更加失望。这个时候,无论是对青少年自己,还是对其父母及治疗师而言,均是一个挑战。可运用人际心理治疗中的技能,如共情、积极倾听、鼓励情感表达、讨论阻碍成功实施的难点、决策分析和角色扮演等,鼓励并引导青少年继续实施自我关照及安全计划。

第四节　厌学问题

本部分内容涉及的所有案例均遵循保密原则,相关信息已经过处理。

案例呈现

小路不情不愿地被妈妈带来心理门诊。妈妈皱着眉头,一脸焦急和无奈,一进门就忍不住数落:"医生,你看看,我孩子刚上初中,开学几天还好好的,没过多久,一会儿早上起不来,一会儿说不舒服,有时候请假半天假。请假归请假,总还是要去学校的,但她这周说什么都不肯上学了。不说上学还好,一说起上学就说自己这里不舒服,那里不舒服。我们什么办法都想过了,孩子是不是厌学了啊?"

原来小路考入初中名校,进入初中后学习压力增大,学生间竞争激烈,小路从一个小学阶段名列前茅的学生落到现在排名在班级中下游。老师及父母经常提醒小路要努力学习。1个月前,小路开始频繁地睡不着,做作业要做到晚上十一二点,有时要躺着一两个小时才能睡着,晚上还经常做噩梦。她上课犯困,越着急越听不进去,对学习越来越没有兴趣。小路本身性格偏内向,到了新环境,觉得自己不能很快融入,感到很孤单,下课后经常一个人,渐渐觉得大家都不喜欢她。2周前,小路因为收作业本的事情和同学发生争执,认为同学针对她,老师的处理方式也欠缺公平。所以想到上学就觉得特别有压力,反正上课也听不进去,看到同学、老师就觉得心烦,不愿意上学。

一、厌学概述

厌学是一个多维概念,表示一个适龄上学的孩子没有保持和其年龄相符合的上学功能或者应对学校压力源的能力。本质上是因为学生对学校学习、生活失去兴趣,对学习产生厌倦情绪,甚至厌恶心理,故采取逃避、拒绝接受学校教育的行为方式。美国精神病学协会《精神障碍诊断和统计手册》(DSM)和WHO《国际精神和行为疾病分类》(ICD)中，都没有将"厌学"视为某一类心理疾病，也没有将其列为国际系统分类中的独立诊断类别。但因厌学的青少年越来越多，厌学行为对青少年个体发展和家庭社会造成了一定的影响，使厌学问题越来越受到全社会关注。

由中国青少年研究中心联合北京师范大学教育系发起的关于"全国中小学生学习与发展"的大型调查研究发现，仅有8.4%的小学生是因为喜欢学习才去上学，因为喜欢上学而去上学的初中生占7%，因为喜欢上学而去上学的高中生仅占4.3%。厌学的形成是一个复杂过程，需要从多维、系统的角度探索拒学的成因。厌学不仅和孩子个人特质、生理、心理因素有关，同时涉及社会文化、学校环境、亲子关系和家庭关系等方方面面。这些影响因素相互作用，交互影响。厌学学生多处于低落、悲痛、自卑以及焦虑等负面的心理状态，同时具有反抗、好斗、注意力低下以及人际关系疏远等行为表现。厌学青少年逃避学校这个对他们而言令人苦恼的社交和评价情境，选择躲回家里这个相对安全的堡垒中，以为看不见、不接触就可以解决问题。这样做，也许可能会缓解一时焦虑，但终究不是解决根本问题的办法。

二、治疗过程

(一) 初始阶段(1~3次)

初始阶段治疗任务如下：

(1) 通过倾听、共情等建立良好医患联盟。

(2) 评估厌学程度和来访者的情绪状态，评估来访者的安全性和有无自伤、自杀风险，确定是否需要药物治疗。

(3) 回顾来访者情绪发展过程，收集病史资料，了解来访者在学校或家庭面对的人际问题，以及如何将自身置于事件的整体框架中。

(4) 针对青少年及其父母的心理健康教育：了解厌学原因、发展和转归等特点，赋予"有限的患者角色"。

(5) 梳理人际关系，介绍与IPT治疗相关的事宜，探讨当前需要解决的问题领域。

在治疗早期必须和来访者强调，治疗目标不是直接改变厌学行为，而是通过

改变人际关系来提升其应对学校情境的能力。以本案例为例,治疗师可以向小路进一步确认厌学和人际问题的相关信息:

你是从什么时候开始觉察自己变得不开心,不想去上学的?

学校中的哪些事情(社交或评价情境)(和同伴交往、和老师说话、演讲等处于人群中或接近人群的情境)是你不想面对的?

最近有没有发生一些事情(负面社交或评价事件),对你的上学产生影响?有没有一些由社交或评价情境引发的特殊情绪或生理症状?

你觉得有哪些事情阻碍你去上学?

在很多厌学个案面临的多个人际关系问题领域中,特别是角色冲突和角色转换经常共存或相互影响。本案例中,小路同时存在角色转换和角色冲突的问题,为了聚焦治疗,治疗师和小路探讨的核心问题是到新学校后发生的转变,以及新角色带来的适应困难。所以在本案例中,角色转换才是最适合的治疗焦点。

治疗师:谢谢你坦诚告知我的一切。的确,你现在面临的一切并不容易。人际心理治疗是一种短程治疗,我们需要选择与本次发病最相关的问题进行探讨。我建议把治疗焦点聚焦在角色转换的问题领域。如果能够解决这个问题,你的生活状况可能会有改善,你也可能会有去上学的意愿。临床上很多实证和研究都证明了这一点。关于这个治疗计划,你有什么想法吗?

治疗师:你可能觉得上学这个问题有挑战性,想起去上学的情境就感到很难受,那是因为抑郁症,是抑郁症让你觉得没有办法应对,觉得自己不能好好听课,不能和同学好好相处,而不是因为你无法改变情境。当你感觉好一点的时候,你可以找出替代方法来应对这些目前对你而言的困难情境。在未来几周里,我们会每周会谈一次来讨论这些情境,试着寻找一些替代方法来应对这些困难情境。

厌学行为会令家长感到崩溃,很多家长无法理解青少年厌学背后的痛苦和需求,认为这是孩子逃避学习压力的性格及品质问题。IPT-A 的治疗师应主动邀请青少年的父母或其他家庭成员参与治疗,一方面,让家长了解厌学背后可能是抑郁症本身导致的学习应对能力的不足;另一方面是改善家人之间的沟通模式,讨论家庭人际关系问题的管理及制订计划。需要和青少年及其父母充分讨论,让他们了解厌学问题是系统问题,需要强调父母或其他监护人给予支持而持非惩罚性态度。

(二) 中期阶段(5~10次)

中期阶段治疗任务如下:

(1) 每周评估来访者的症状变化,评估其安全性和有无自伤、自杀风险。

(2) 回顾来访者上周的情绪状况和人际事件,挖掘资源和寻求支持,做出积极反馈。

(3) 教导来访者关注情感,理解、接纳自身情绪,释放负面情绪,识别和解决人际问题。

(4) 围绕人际领域的某一问题,通过沟通分析、决策分析和角色扮演等多种策略和技巧,加强社会支持,减轻来访者人际压力,促进其情绪处理和提高其人际交往技能。

本案例中的小路目前没有上学,治疗师可以和小路探讨过去影响上学的学校人际事件,聚焦在如果再发生类似的事情,小路可以用怎样不同的思考角度和应对方式。

治疗师和厌学青少年制定沟通分析等策略时,需要仔细地回忆沟通的每一个细节,然后一字一句地了解来访者使用的言语、表情和肢体语言,来访者在这个过程中的情绪变化,对治疗师言语的理解,以及其自己用言语想表达的意思。有时候,来访者没有办法很好地回忆起沟通的每一个细节,则可以用一些设置场景的方式帮助其"重现"对话。

治疗师:你说一想到上学就感觉自己不舒服,脑子里会冒出那些让你不开心的场景。我们一起回忆一下你和同学发生争执的场景。这个场景发生在什么时候? 当时的你说了什么? 你说这句话时是怎么想的? 你想表达什么? 想传递什么信息给对方吗? 对方又是怎样的反应? 他当时说了什么? 他说话的语气和表情是怎样的？你觉得对方想表达什么意思？你这么想的时候又是什么感受？

青少年的心理发展特点决定了他们非常重视同龄人之间的认同。青少年面对人际交往可能出现的困难情境，如在新环境中如何结交新朋友、融入新集体，同学之间有不同意见时如何表达，有不愉快和冲突如何解决，如何向老师表达自己的期待和诉求，如果面对校园欺凌如何保护自己，如何向家长和他人寻求帮助，都需要有支持、有引导和示范。在治疗中需要和青少年逐一讨论对他而言重要的议题，提高自我效能感，让青少年觉得自己有能力应对上学的情境，这样，厌学行为就会有相应改变。

（三）结束阶段（1~3次）

结束阶段的治疗任务如下：

（1）目前来访者的症状评估、讨论终止治疗。

（2）回顾整个治疗过程、治疗效果和收获，强化固定之前应用习得的策略和方法。

（3）确定未解决的问题，讨论是否需要维持治疗或者更换治疗方案。

厌学对青少年学习社会功能的影响，使青少年及其父母都希望能够尽快解决厌学问题。治疗师需要让青少年和其父母认识到厌学是一个连续性的行为改变，同样需要时间去改变。

治疗师：你通过自己的努力，了解到自己厌学背后很重要的原因是不知道如何应对新环境。在治疗中，你学习了一些角色转换过程中的人际沟通技巧。当你再次面对同学和学校情境，能感知自己的情绪并能进行良好的表达时，你就会获得新的情绪体验，也有助于你在新班级里建立良好的人际关系。有了这些改变，上学这件事对你而言，也许不再那么困难了。

治疗师：心理治疗中的关系，不能代替你实际学习和生活中的关系，你要回到你的学校生活中尝试。从治疗结束到尝试上学，我们可以把它看成一次角色转换的自我实践机会。我相信你将学习到的方法和能力运用到你的复学中，一定会有帮助。

第五节　危机事件处理

危机是指个体面临突然或重大的负性生活事件时,在一段时间内因个人的资源和应对机制难以解决,导致个体出现的心理失衡状态(Weathers et al., 2013)。可表现为严重的认知、情绪、行为问题和身体健康受损。危机既意味着危险,也蕴含着机会。青少年如果能够获得帮助,进行有效应对,从而度过危机,则往往会迎来成长的契机。

青少年阶段是一个危机高发的时期,该年龄段是一个生物和社会系统发生急剧变化的时期。他们生理上在逐渐走向性成熟,大脑神经元在进行丰富的髓鞘形成、突触联系和修剪,多巴胺和催产素受体也在快速扩增。在这些生物学变化的基础上,青少年对社会奖惩的反应快速、强烈而又失稳;社会性比较、自我反思和内在体验更复杂;自我概念严重依赖于同伴的评价;缺乏对情绪或冲动反应成熟的自我调整能力。同时青少年所处的社会环境也在快速变化,如人际冲突急增、伤害性事件高发。以上均是青少年处于非常脆弱的特殊时期的原因(Miller et al., 2019)。

根据美国青少年遭受暴力情况的调查研究,结果显示,在4000名受调查者中有1/3以上的人在过去一年中遭受过人身攻击,男孩多于女孩(占比分别为41.6%和33%);10.1%的受调查者有超过5次以上的虐待经历;14～17岁的女孩中,有16.4%遭受过性侵犯(Leverett et al., 2020)。中国对创伤事件的调查资料欠全面。以广州市对3800名中学生进行伤害相关行为的调查为例,在过去30天里受到欺辱(包括被恶意取笑、索要财物、威胁恐吓、被排斥和被孤立等)的学生比例在各个年龄段中的分布基本都达到50%以上(林琳 等,2006)。自杀是15～24岁人群首要的死亡原因,每个自杀者至少对周边5～7个人造成过创伤性冲击(Fazel et al., 2020)。受家庭、遗传、性格、同伴、媒体、生活事件和疾病等多种因素的影响,近年来自杀的发生率有所上升,这也成为危机干预(crisis intervention)主要防范的事件和干预目标(Fazel et al., 2020; Turecki et al., 2019)。

导致青少年出现危机事件的原因可简单归纳为以下三点:①遭受突发创伤事件,遭受严重且个人无法控制的人际创伤或出现其他事故时的危机,如被强奸、被暴力伤害、遭受校园霸凌、遭受家庭暴力等;②自伤、自杀与攻击伤人危机,青少年在各种内外部因素的影响下,出现自我攻击或攻击别人的想法、准备、计划,甚至行为;③突发创伤事件导致的危机,继而出现自伤、自杀与攻击伤人等情况。

危机干预是指对处于心理失衡状态的个体提供简短而有效的帮助,帮助他们度过心理危机,并恢复生理、心理和社会功能水平。危机干预是短程和紧急的心理治疗,本质上属于支持性心理治疗。危机干预的时机以急性期最为适宜,干预时使用的心理疗法需考虑实施的条件和是否具有连贯性执行的可能性(Weathers et al., 2013)。

青少年危机干预绝大部分为个体危机干预,一般步骤如下:

一、建立关系

干预者应首先和被干预者建立良好的关系,并进行必要的自我介绍及对干预目的介绍,表明给予被干预者帮助的意愿。

二、确定问题

从被干预者的角度,确定和理解被干预者所认识的问题。确定问题时,一个重要的技术是倾听,并保持共情、理解、真诚、接纳和尊重。准确和良好的倾听技术不仅有利于建立良好的沟通关系,明确被干预者的问题,而且有利于被干预者宣泄心中压抑的情感。

三、确保安全,进行动态风险评估

确定问题后,迅速评估危机的严重程度;评估被干预者对目前危机的应对状况、持有的资源和支持系统;评估是否需要用药等其他医疗措施。确定需要紧急处理的问题,提供必要的保证和支持;确保被干预者的生理、心理安全。在某些情景下,也需做好干预者自身的安全工作。早期发现心理危机,是避免进一步伤害的前提。对于有自杀行为或做出攻击伤人等高危行为的青少年,学校必须尽快与其父母取得联系,并做好监护工作,及时将其转到专业医疗机构。对于这些高危人群,接诊医师也需仔细、全面地评估其自杀和攻击伤人的风险,必要时给予保护约束、住院治疗和紧急使用精神科用药,并督促其家属做好陪护、安全防范等工作。线上干预方式有拨打心理热线等,如遇高危求助者需及时联系其父母,甚或拨打紧急电话110协助救援。

危机的真正消除往往需一段时间,在未完全消除前,需动态评估存在的风险。一般从认知、情绪、行为、躯体症状和应对的方式、资源及支持系统等五个方面评估严重程度,并随时调整干预方案。临床观察评估可与量表测量结合运用,相互补充与印证。

四、给予支持

干预者应无条件地以积极的方式与态度接纳所有被干预者,通过沟通交流,被干预者感受到干预者是能够给予其关心和帮助的人,被干预者相信"在这里真的有人很关心我,并希望帮助我"。危机干预要聚焦于个体的情绪调节问题、认知歪曲,或诱发个体决定要实施自伤、自杀或攻击伤人行为的现实困难。个体的人格问题和其他深层次问题不是危机干预的主要目标。

五、提出并验证可变通的应对方式

让被干预者认识到其所面对的困境,可以有许多可变通的应对方式,其中有些选择更为适宜。让被干预者认识到,自杀不过是其面对当前困境的最差选择之一,并非最终目的。可变通的应对方式宜精不宜多,关键是能够帮助被干预者现实地处理当前困境。如环境支持,即有什么人或机构组织可以关心及帮助自己;应付机制,即可以用来战胜危机的行动、行为或环境资源;认知,即积极的、有建设性的思维方式等。

六、制订计划

干预者引导和协助被干预者制订行动计划。但干预者不应直接将计划安排、传达给被干预者,而是应引导、协助被干预者更主动地参与计划的制订,从而使其能更加坚定有效地执行;还应给予被干预者必要的利弊及可行性分析,以便其更好地执行下去。

七、得到承诺和执行

这是危机干预的一个重要步骤。要在得到被干预者的承诺与保证后再根据计划实施行动。干预者应要求被干预者口头小结拟订的计划和将要采取的行动步骤,这样可以了解被干预者对计划的认识和对实施计划的保证,并可以发现和澄清一些误解,调动被干预者应对动机的积极性。在后续的跟进中,干预者还需检查治疗方案的执行情况,如未执行需分析原因,并进行必要的调整。

青少年是特殊的群体,其心理的不稳定性和脆弱性均可能导致细微的生活事件,使内心冲突最后演变成危机事件。早发现、早干预,可以减少这些危机事件的发生;同时需要家庭、学校、专业医疗机构和社会一起关注,共同发力,为青少年心理的健康成长保驾护航。

第六节 合并药物治疗

青少年抑郁症治疗指南均建议采用循序渐进的治疗方法,避免单独使用抗抑郁药物。当青少年出现中度抑郁障碍,而心理治疗对其无效,或不能进行有效的心理治疗,或伴明显的自杀意念或行为,或患有重度抑郁障碍时,应考虑联合药物治疗(Murphy et al., 2021)。风险较大的青少年需住院治疗,以确保安全。在开始联合药物治疗时,需对青少年及其家庭成员就有关抑郁症的症状、病程、预后、治疗方案和可能产生的药物副作用进行健康教育,以确保青少年及其家庭成员在治疗过程中的行为状况与临床医生的治疗方案保持一致,从而构建良好的治疗联盟(Miller et al., 2021)。考虑到青少年的性格特征,以及疾病本身容易伴发的消极、冲动性行为,就诊后开具的药物需由父母或其他监护人进行监管。如有住校、旅游等原因,也应尽可能给予来访者最少时间范围内的剂量。

一、药物治疗应遵循的原则(National Institute for Health and Care Excellence, 2019)

(一)全病程治疗

抗抑郁药物一般需要6~8周才能达到最大效果,治疗师需与青少年及其父母讨论治疗的预期效果,有助于确保治疗依从性。在足量、足疗程的治疗基础上,抑郁症状部分缓解或药物无效的情况下,才考虑使用增效药物或换药治疗。待抑郁症状缓解后,实践指南建议抗抑郁药物治疗应至少维持6个月,大多数专家建议至少维持一年,以降低复发的可能。一些青少年和家庭成员倾向于在抑郁症发作并缓解后随即停止药物治疗,这会导致复发的风险骤增。因此,应就维持治疗的益处和复发风险因素对青少年及其父母进行健康教育,并要求其接受定期随访。建议联合心理治疗,如认知行为治疗和人际心理治疗,可显著降低青少年抑郁障碍的复发风险(Emslie et al., 2015)。

(二) 个体化

抗抑郁药物的选择应考虑青少年的年龄特性、症状特征,有无共病或其他心理精神疾病,既往治疗对药物的反应,以及对治疗形式的偏好等,从安全性、有效性、经济性和适当性等角度为青少年选择合适的抗抑郁药物种类及剂量。

(三) 动态评估

在疾病治疗前、治疗中,均需要定期对患者进行评估。治疗前,需综合评估青少年的病情、共病心理精神状况、躯体情况、社会功能以及社会家庭支持情况等。在治疗初期要特别关注青少年的自杀意念和自杀行为的变化。治疗中,主要评估药物的疗效、副作用,青少年对治疗的依从性和有无诱发躁狂或轻躁狂症状的可能性。

(四) 单一用药

在青少年抑郁症治疗过程中,应尽可能选用单一的抗抑郁药。对符合难治性抑郁症标准的青少年,再尝试联用不同机制的抗抑郁药物。如果同时伴有精神病性症状、焦虑症、睡眠障碍和混合状态等症状,可联合应用相应的药物治疗,待症状缓解后,首先考虑减用、停用联用的药物。

二、抗抑郁药物的选择

青少年抑郁症的抗抑郁药物治疗宜首选5-羟色胺再摄取抑制剂(SSRIs)或5-羟色胺和去甲肾上腺素再摄取抑制剂(SNRIs)种类(Murphy et al., 2021; Miller et al., 2021; National Institute for Health and Care Excellence, 2019)。氟西汀和艾司西酞普兰获得FDA批准,应用于青少年抑郁症。临床试验的网络Meta分析显示,以氟西汀单独或联合认知行为治疗法治疗青少年抑郁症较安慰剂更有效,联合治疗并不优于单用氟西汀(Zhou et al., 2020)。有适度的证据表明,艾司西酞普兰、舍曲林和度洛西汀都对治疗青少年抑郁症有效(Hetrick et al., 2021)。与安慰剂相比,文拉法辛引发自杀事件的风险最高,帕罗西汀显示对青少年抑郁症阴性的临床试验结果,故NICE指南不建议青少年抑郁症患者应用文拉法辛和帕罗西汀(National

Institute for Health and Care Excellence, 2019; Thapar et al., 2022）。目前，舍曲林的药品说明书中提示舍曲林只适用于6岁以上儿童和青少年强迫症，氟伏沙明只适用于8岁以上儿童和青少年强迫症，SSRIs、SNRIs类抗抑郁药的国内说明书中均无青少年抑郁症的适应证表述，故在临床应用前应首先提供循证证据，经医院药事委员会备案通过，并告知监护人，在监护人同意的情况下才能使用。在选择药物治疗时，需从小剂量开始，逐渐增加到治疗剂量，并评估患者对药物的反应，充足的用药疗程为6～8周。如药物无效，建议先换用另一种抗抑郁药，而不是直接选择联用其他抗抑郁药物。如选用单一抗抑郁药物治疗后部分有效，在该抗抑郁药物未足量的情况下，宜先将药物剂量加至足量。青少年在接受足量药物治疗过程中，可能会获得比成人更多的益处，如在使用足量药物的治疗基础上疗效仍欠佳，则可考虑使用增效治疗。常用的增效药物有锂盐和非典型抗精神病药（Miller et al., 2021）。人们对N-甲基-D-天冬氨酸（NMDA）受体拮抗剂（如氯胺酮）快速改善抑郁症和减少自杀倾向的作用非常感兴趣。氯胺酮在青少年难治性抑郁症中显示一定的发展前景，但目前尚无大型临床试验或长期随访研究来评估其疗效、安全性、潜在的依赖风险和长期益处（Kim et al., 2021）。

抗抑郁药物的常见副作用包括头痛、胃肠道不适、镇静、失眠以及口干等。在抗抑郁药物使用初期，针对儿童和青少年患者需特别关注其自杀意念和行为有无加重和过度激活的现象。2004年，FDA增加了一个黑框警告，即抗抑郁药物可能会增加儿童和青少年自杀意念和行为的风险。随后，利用不良事件报告的Meta分析显示，儿童和青少年接受抗抑郁药物治疗和使用安慰剂相比，自杀意念或自杀未遂行为的发生概率增加0.7%（95% CI, 0.1%～1.3%）（Bridge et al., 2007）。虽然在最近抗抑郁药物临床试验中，应用哥伦比亚自杀严重程度评定量表（C-SSRS）评估的综述数据表明，抗抑郁药物并未增加儿童、青少年的自杀风险，这个结果和前期结论有所相异（Ignaszewski et al., 2018），但基于临床实践人群的混杂性与临床试验筛选人群具有一定差异，以及临床经验有限和谨慎原则，治疗师还需对此多加关注。过度激活现象在青少年中比成人更常见，主要表现为失眠、激越或烦躁不安，并可能导致停药或冲动性行为，这也可能会增加其自杀风险。由于该现象往往在高起始剂量或快速递增剂量时发生,因此低起始剂量并缓慢增加剂量,可以预防或最大限度地减少上述不良现象及其他副作用的发生(Miller et al., 2021)。

(李名立、徐福山、缪群芳)

参考文献

［1］郝伟,陆林.精神病学(第8版)[M].北京:人民卫生出版社,2018.

［2］于宏华.少年抑郁症[M].北京:台海出版社,2022.

［3］美国精神医学学会.精神障碍诊断与统计手册(案头参考书)[M].张道龙等,译.5版.北京:北京大学出版社,2014.

［4］陆林.沈渔邨精神病学[M].6版.北京:人民卫生出版社,2017.

［5］姜乾金.医学心理学[M].3版.北京:人民卫生出版社,2015.

［6］王雅婷,肖水源,郭晓艳,等.中国中学生自杀意念相关因素的系统综述和meta分析[J].中国心理卫生杂志,2019,33(6):464-469.

［7］BIRMAHER B, BRENT D A. Pharmacotherapy for depression in children and adolescents [M]. The many faces of depression in children and adolescents. Washington, DC: American Psychiatric Publishing.

［8］BIRMAHER B, BRENT D A , AACAP Work Group on Quality Issues, et al. Practice parameter for the assessment and treatment of children and adolescents with depressive disorders [J]. J Am Acad Child Adolesc Psychiatry, 2007, 46(11):1503-26.

［9］BOWLBY J. Attachment and Loss: Vol. 3. Loss,Sadness and Depression [M]. New York: Basic Books,1980.

［10］BRENT D, EMSLIC G, KENNARD B, et al. Switching to another SSRI or to venlafaxine with or without cognitive behavioral therapy for adolescents with SSRI-resistant depression: the TORDIA randomized controlled trial [J]. JAMA, 2008, 299(8):901-903.

［11］BRIDGE J A, IYENGAR S, SALARY C B, et al. Clinical response and risk for reported suicidal ideation and suicide attempts in pediatric antidepressant treatment: a meta-analysis of randomized controlled trials [J]. JAMA, 2007, 297(15):1683-1696.

［12］BROWN B. Book review: effective grief and bereavement support: the role of family, friends, colleagues, schools and support professionals［J］. Journal of Palliative Care, 25(2) :149-149.

［13］BROWN L K, KENNARD B D, EMSLIE G J, et al. Effective Treatment of Depressive Disorders in Medical Clinics for Adolescents and Young Adults Living With HIV: A Controlled Trial［J］. J Acquir Immune Defic Syndr. 2016, 71(1) :38-46.

［14］CROARKIN P E, MACMASTER F P. Transcranial Magnetic Stimulation for Adolescent Depression［J］. Child Adolesc Psychiatr Clin N Am, 2019, 28(1) :33-43.

［15］CROARKIN P E, NAKONEENY P A, DENG Z D, et al. High-frequency repetitive TMS for suicidal ideation in adolescents with depression［J］. Journal of Affective Disorders, 2018, 239 :282-290.

［16］DHINGRA K, KLONSKY E D, TAPOLA V. An Empirical Test of the Three-Step Theory of Suicide in U. K. University Students［J］. Suicide and Life-Threating Behavior, 2019, 49(2) :478-487.

［17］DUFFY F, SHARPE H, SCHWANNAUER M. Review: The effectiveness of interpersonal psychotherapy for adolescents with depression - a systematic review and meta-analysis［J］. Child Adolesc Ment Health, 2019, 24(4) :307-317.

［18］ELKIN I, SHEA M T, WATKINS J T et al. National Institute of Mental Health Treatment of Depression Collaborative Research Program: General effectiveness of treatment［J］. Archives of General Psychiatry, 1989, 46 :971-983.

［19］EMSLIE G J, KENNARD B D, Mayes T L, et al. Continued Effectiveness of Relapse Prevention Cognitive-Behavioral Therapy Following Fluoxetine Treatment in Youth With Major Depressive Disorder［J］. J Am Acad Child Adolesc Psychiatry, 2015, 54(12) :991-998.

［20］FAZEL S, RUNESON B. Suicide［J］. N Engl J Med, 2020, 382(3) :266-274.

［21］HALL E B, MUFSON L. Interpersonal psychotherapy for depressed adolescents (IPT-A): A case illustration［J］. Journal of Clinical Child and Adolescent

Psychology, 2009, 38(4) :582-593.

[22] HETRICK S E, MCKENZIE J E, BAILEY A P, et al. New generation antidepressants for depression in children and adolescents: a network meta-analysis [J]. Cochrane Database Syst Rev, 2021, 5(5).

[23] IGNASZEWSKI M J, WASLICK B. Update on Randomized Placebo-Controlled Trials in the Past Decade for Treatment of Major Depressive Disorder in Child and Adolescent Patients: A Systematic Review [J]. J Child Adolesc Psychopharmacol, 2018, 28(10) :668-675.

[24] JOHNSON D, DUPUIS G, PICHE J, et al. Adult mental health outcomes of adolescent depression: A systematic review [J]. Depress Anxiety, 2018, 35(8) :700-716.

[25] KERSTING A, BRAHLER E, GLAESMER H, et al. Prevalence of complicated grief in a representative population-based sample [J]. Journal of Affective Disorders, 131(1-3) :339-343.

[26] KESSLER R C, MCGONAGLE K A, ZHAO S, et al. Lifetime and 12-month prevalence of DSM-III-R psychiatric-disorders in the United States. Results from the National Comorbidity Survey [J]. Archives of general psychiatry, 1994, 51(1) :8-19.

[27] KIM S, RUSH B S, RICE T R. A systematic review of therapeutic ketamine use in children and adolescents with treatment-resistant mood disorders [J]. Eur Child Adolesc Psychiatry, 2021, 30(10) :1485-1501.

[28] KLOMEK A B, MUFSON L. Interpersonal psychotherapy for depressed adolescents [J]. Child and Adolescent Psychiatric Clinics of North America, 2006, 15 (4) :959-975.

[29] KRUPNICK J L, SOTSKY S M, SIMMENS S S, et al. The role of the therapeutic alliance in psychotherapy and pharmacotherapy outcome: Findings in the National Institute of Mental Health Treatment of Depression Collaborative Research Program [J]. Journal of consulting and clinical psychology, 1996, 64(3) :532-539.

[30] LEVERETT P M, D'COSTA S, CASSELLA H, et al. Crisis and Adolescents:

Assessments and Initial Management [J]. Prim Care, 2020, 47(2) :321-329.

[31] MA L, MAZIDI M, LI K, et al. Prevalence of mental health problems among children and adolescents during the COVID-19 pandemic: A systematic review and meta-analysis [J]. J Affect Disord, 2021, 293 :78-89.

[32] MARKOWITZ J C, SWARTZ H A. Case formulation in interpersonal psychotherapy of depression [M]// Handbook of psychotherapy case formulation. New York: Guilford Press, c2022 :144-178.

[33] MAYER L, RUSCH N, FREY L M, et al. Anticipated Suicide Stigma, Secrecy, and Suicidality among Suicide Attempt Survivors [J]. Suicide Life Threat Behav, 2020, 50(3) :706-713.

[34] MCCLINTOCK S M, RETI I M, CARPENTER L L, et al. Consensus Recommendations for the Clinical Application of Repetitive Transcranial Magnetic Stimulation (rTMS) in the Treatment of Depression [J]. The Journal of clinical psychiatry, 2018, 79.

[35] MILLER A B, PRINSTEIN M J. Adolescent Suicide as a Failure of Acute Stress-Response Systems [J]. Annu Rev Clin Psychol, 2019, 15 :425-450.

[36] MILLER L, CAMPO J V. Depression in Adolescents [J]. N Engl J Med, 2021, 385(5) :445-449.

[37] MOAYEDODDIN B, MARKOWITZ J C. Abnormal grief: should we consider a more patient-centered approach? [J]. Am J Psychother, 2015, 69(4) :361-378.

[38] MUFSON L, DORTA K P, MOREAU D, et al. Interpersonal psychotherapy for depressed adolescents [M]. New York: Guilford Press, 2004.

[39] MUFSON L H, DORTA K P, OLFSON M, et al. Effectiveness research: transporting interpersonal psychotherapy for depressed adolescents (IPT-A) from the lab to school-based health clinics [J]. Clin Child Fam Psychol Rev, 2004, 7(4) :251-261.

[40] MUFSON L, GALLAGHER T, DORTA K P, et al. A group adaptation of Interpersonal Psychotherapy for depressed adolescents [J]. Am J Psychother, 2004, 58

(2):220-237.

[41] MUFSON L, MOREAU D, WEISSMAN M M, et al. Modification of interpersonal psychotherapy with depressed adolescents (IPT-A): phase I and II studies [J]. J Am Acad Child Adolesc Psychiatry, 1994, 33(5):695-705.

[42] MUFSON L, VELTING D M. Psychotherapy for depression and suicidal behavior in children and adolescents [M]. The many faces of depression in children and adolescents. Washington DC: American Psychiatric Publishing.

[43] MUFSON L, WEISSMAN M M, MOREAU D, et al. Efficacy of interpersonal psychotherapy for depressed adolescents [J]. Arch Gen Psychiatry, 1999, 56(6):573-579.

[44] MURPHY S E, CAPITAO L P, GILES S L C, et al. The knowns and unknowns of SSRI treatment in young people with depression and anxiety: efficacy, predictors, and mechanisms of action [J]. Lancet Psychiatry, 2021, 8(9):824-835.

[45] NARDI B, FRANCESCONI G, CATENA-DELL'OSSO M, et al. Adolescent depression:clinical features and therapeutic strategies [J]. Eur Rev Med Pharmacol Sci, 2013, 17(11):1546-1551.

[46] National Institute for Health and Care Excellence. Depression in children and young people: identification and management [M]. London: National Institute for Health and Care Excellence, 2019.

[47] OUD M, WINTER L, VERMEULEN-SMIT E, et al. Effectiveness of CBT for children and adolescents with depression: A systematic review and meta-regression analysis [J]. Eur Psychiatry, 2019, 57:33-45.

[48] REY J M, BIRMAHER B. Treating Child and Adolescent Depression [M]. Lippincott Williams & Wilkins, 2009.

[49] REYNOLDS C F, MILLER M D, PASTERNAK R E, et al. Treatment of bereavement-related major depressive episodes in later life: A controlled study of acute and continuation treatment with nortriptyline and interpersonal psychotherapy [J].

American Journal of Psychiatry, 1999, 156(2) :202-208.

[50] ROSSELLO J, BERNAL G. The efficacy of cognitive-behavioral and interpersonal treatments for depression in Puerto Rican adolescents [J]. J Consult Clin Psychol, 1999, 67(5) :734-745.

[51] SHOREY S, NG E D, WONG C H J. Global prevalence of depression and elevated depressive symptoms among adolescents: A systematic review and meta-analysis [J]. The British journal of clinical psychology 61 :287-305.

[52] STUART S, PEREIRA X V, CHUNG J P. Transcultural adaptation of interpersonal psychotherapy in Asia [J]. Asia Pac Psychiatry, 2021, 13(1) :e12439.

[53] STUART S, ROBERTSON M. Interpersonal Psychotherapy: A Clinician's Guide[M]. London: CRC Press, 2012.

[54] TANG T C, JOU S H, KO C H, et al. Randomized study of school-based intensive interpersonal psychotherapy for depressed adolescents with suicidal risk and parasuicide behaviors [J]. Psychiatry Clin Neurosci, 2009, 63(4) :463-470.

[55] THAPAR A, EYRE O, PATEL V, et al. Depression in young people [J]. Lancet. 2022.400(10352) :617-631.

[56] TURECKI G, BRENT D A, GUNNELL D, et al. Suicide and suicide risk [J]. Nat Rev Dis Primers, 2019, 5(1) :74.

[57] WEISSMAN M M, PRUSOFF B A, DIMASCIO A, et al. The efficacy of drugs and psychotherapy in the treatment of acute depressive episodes [J]. Am J Psychiatry, 1979, 136(4B) :555-558.

[58] WEISSMAN M M, MARKOWITZ J C, KLERMAN G L. Comprehensive guide to interpersonal psychotherapy[M]. New York: Basic Books, 2002.

[59] WORDEN J W. Grief counseling and grief therapy: a handbook for the mental health practitioner [M]. New York: Springer Publishing Company, 2018.

[60] ZHANG T H, ZHU J J, XU L H, et al. Add-on rTMS for the acute treatment of depressive symptoms is probably more effective in adolescents than in adults:

Evidence from real-world clinical practice [J]. Brain Stimul, 2019, 12(1):103-109.

[61] ZHOU X Y, TENG T, ZHANG Y Q, et al. Comparative efficacy and acceptability of antidepressants, psychotherapies, and their combination for acute treatment of children and adolescents with depressive disorder: a systematic review and network meta-analysis [J]. Lancet Psychiatry, 2020, 7(7):581-601.

[62] ZISOOK S, LESSER I, STEWART J W, et al. Effect of age at onset on the course of major depressive disorder [J]. Am J Psychiat, 2007, 164(10):1539-1546.